PADRES E HIJOS

MARIOLINA CERIOTTI MIGLIARESE

PADRES E HIJOS
Los caminos de la paternidad

EDICIONES RIALP
MADRID

Título original: *Padri e Figli*

© 2023 *by* Edizioni Ares.
© 2024 de la edición española traducida por ELENA ÁLVAREZ
by EDICIONES RIALP, S. A.,
Manuel Uribe 13-15 - 28033 Madrid
(www.rialp.com)

Preimpresión: produccioneditorial.com

ISBN (edición impresa): 978-84-321-6655-6
ISBN (edición digital): 978-84-321-6656-3
ISNI: 0000 0001 0725 313X
Depósito legal: M-399-2024
Impreso en Anzos, S. L., Fuenlabrada (Madrid)

ÍNDICE

INTRODUCCIÓN

LA REFLEXIÓN INAGOTABLE sobre la paternidad solo tiene como referencia última la relación entre el "Padre" y el "Hijo", incluso para los no creyentes. Por eso, es lícito preguntarse cuál es el estilo de la paternidad auténtica, según lo que proponen los Evangelios, y cómo hacer que esa reflexión no se limite a la construcción de unas teorías bonitas, sino que guíe nuestros pasos por caminos prácticos, que cualquier padre pueda recorrer.

Este librito nace acompañado por varias preguntas.

La primera es esta: ¿queda algo por escribir (y por leer), que valga realmente la pena, sobre la relación entre padres e hijos? Hay muchos libros extensos sobre este tema, escritos por importantes especialistas; así que no es fácil encontrar algo que no se haya dicho aún.

En segundo lugar: ¿es posible comprender y expresar desde un punto de vista femenino la realidad más profunda de la paternidad? ¿No sería mejor dejar que hablen los padres?

Y también: dado que la relación del Padre con el Hijo es un argumento "elevado", que se adapta mal a las interpretaciones psicológicas, ¿se puede establecer una conexión entre la relación Padre/Hijo y esa otra relación padres/hijos que nos es familiar? ¿Es lícito mezclar la interpretación espiritual con la lectura de las dinámicas psicológicas? ¿No corremos el riesgo de simplificar en exceso una y otra?

Me he decidido a escribir este libro porque creo que cada cristiano ha sido invitado a contribuir de forma personal a la lectura concreta del mensaje evangélico. Y cada uno tiene que hacer esa aportación según su carisma. Por eso, para una psicoterapeuta es ineludible preguntarse cómo unir lo que conoce por medio de su experiencia humana y profesional con lo que sale a la luz de la lectura del Evangelio.

Para un creyente no puede existir contradicción —más que aparente— entre las verdades que descubre sobre lo humano y lo que conoce con la guía de la Escritura. Las palabras de Jesús «la Verdad os hará libres» son una invitación constante a no tener miedo de buscar sinceramente la verdad en todos sus aspectos, y nos aseguran que no puede haber contradicción entre el bienestar psíquico y el bienestar espiritual.

La cuestión es seguir buscando, seguir entendiendo, porque el designio de Dios para el hombre es un designio de felicidad cuyo camino nos indica Él mismo. Cada uno de nosotros, si quiere aportar algo a la gran construcción que es la Iglesia, tiene que traer su piedrecita.

Si queremos parecernos al Padre en la vida real, como nos pide Jesús, me parece importante reflexionar sobre la condición de ser padres, partiendo precisamente de lo que encontramos en el Evangelio. Creo que a Dios-Padre, igual que a cualquier padre, le enternecerá ver a un hijo que se pregunta cómo se le puede parecer más.

La relación padre/hijo es parte integrante de la experiencia humana de Jesús: el Dios-Jesús también era el Hombre-Jesús. Al relacionarse con Él, el Padre celestial, sin duda, ha tenido en cuenta todas las exigencias de su humanidad.

¿Cómo ser padres según el estilo del Padre?

Naturalmente, no tengo nada parecido a una respuesta exhaustiva, pero este libro quiere contribuir a la reflexión, quiere ser una invitación a comprender que amar según el corazón de Dios no es algo teórico, ni está mediado por los sistemas. Al contrario, es una realidad muy concreta que requiere una educación pequeña y constante del corazón.

Este paso de las cimas de la espiritualidad a la concreción de la vida cotidiana se puede considerar como una contribución específicamente femenina al pensamiento masculino, que tiende más bien a la abstracción: el pensamiento femenino siente la necesidad y percibe como tarea propia la de traducir las maravillas del pensamiento abstracto en concreciones, de modo que no solo nutran la mente, sino también el corazón. Como dice Edith Stein, incluso cuando se ocupa de ideas o de cosas, la mujer sabe que cada cosa sirve a una persona y esto es lo que despierta su principal interés. Eso hace que sea potencialmente revolucionaria, porque es más capaz que el hombre de sortear las ideologías y mantenerse abierta a más puntos de vista.

Por eso, como terapeuta mujer, sugiero humildemente al hombre que recuerde que la buena paternidad, la que sigue las huellas del Padre, no pasa por cosas especiales o difíciles, sino que se compone de actitudes y decisiones concretas que se declinan, un día tras otro, en la normalidad y en la imperfección de nuestras relaciones.

El libro está compuesto por nueve capítulos —no diez, al modo de un decálogo, y esto se debe a que ningún decálogo sería capaz de agotar el tema—. Hay un capítulo diez que no está escrito, ni definido, porque queda abierto a la búsqueda de cada uno.

Los nueve puntos se me han presentado casi solos, como una evidencia, algo que solo puede indicar la presencia de un signo, o una gran presunción. Espero que se trate de la primera hipótesis.

En casi todos los capítulos he insertado historias breves, en las que he querido seleccionar episodios que no tienen nada de excepcional: solo son unas anotaciones elegidas entre muchas posibles, para sugerir justamente que nuestra tarea consiste en tratar de traducir en cotidianidad las profundas indicaciones que nos llegan de la Palabra de Dios. Los episodios que cuento no se refieren solamente a la relación con los hijos pequeños, también he tomado como punto de partida relaciones con hijos ya adultos, porque creo que todavía se reflexiona demasiado poco sobre el valor que sigue teniendo la relación con el padre en una edad mayor.

Enumero brevemente los argumentos que se tratan en los nueve capítulos:

1. El reconocimiento del Hijo (el bautismo de Jesús: «Tú eres mi Hijo»). También la paternidad humana empieza a partir del reconocimiento del hijo.

2. La complacencia: reconocimiento de la belleza y del valor (el bautismo de Jesús: «Tú eres mi Hijo amado; en ti me he complacido»). En su relación con su padre, el hijo necesita el intercambio de estima: ser estimado por alguien a quien estimamos.

3. Indicaciones de ruta: el padre introduce al hijo en los valores (las tentaciones de Jesús). El padre ayuda al hijo a comprender la realidad, a renunciar a la omnipotencia, a dar a las cosas su justo orden.

4. La vocación del Hijo (Jesús perdido y hallado en el templo). El hijo necesita que a su padre le importe su libertad, que le anime a entender hacia dónde se dirige su verdadero deseo.

5. El crédito (la transfiguración: «Este es mi Hijo amado: escuchadle»). El hijo necesita sentir que el padre cree en él, que reconoce siempre, desde el principio, su capacidad para lograr lo que se propone, que aprecia sus esfuerzos por encima de sus éxitos. El padre está contento de que el hijo le supere en capacidad.

6. El tiempo juntos (el diálogo personal Padre-Hijo: la oración). El hijo necesita espacios y tiempos de relación personal, que son distintos en función de la edad: para el juego, para compartir actividades, para la confidencia espontánea, respetando los tiempos del hijo.

7. La escucha (resurrección de Lázaro: «Yo sé que Tú siempre me escuchas»). El hijo necesita escucha. Debe tener la posibilidad de entrenarse en expresar

libremente su pensamiento, con la certeza de que su padre tiene verdadero interés hacia él.

8. La ternura («Abbà, Padre»). El hijo desea poder apoyarse en la ternura respetuosa de su padre.

9. El Padre no quita al Hijo el encuentro con el dolor y la muerte, que están incluidos en su vocación a la vida (el huerto de los olivos). El código materno y el código paterno: dos aproximaciones indispensables a la relación.

Una vez terminado el libro, he decidido añadir como apéndice dos artículos. El primero fue publicado en *Studi Cattolici* en abril de 2013 (pp. 252-253), en un número especial, titulado "El padre. Libertad-don", que estaba dedicado por entero a la figura del padre. Incluía también textos de Franco Poterzio (pp. 255-259) y de Claudio Risè (pp. 249-251). Mi contribución se refería a la paternidad de José, el hombre justo, el papá humano a quien fue confiado Jesús. José es, sin duda, el ejemplo más seguro del modo en que un papá humano ha tratado de interpretar la paternidad según los designios de Dios: por eso, creo que es fundamental observarle incansablemente y preguntarse por él. En concreto, la adición de este apéndice me ha dado la oportunidad de comentar mejor el episodio del reencuentro de Jesús, que me parece decisivo para comprender la relación entre padre e hijo en toda su complejidad.

El segundo artículo ha sido publicado en *Studi Cattolici* con el título: "Dos hijos bajo el patrón de la libertad" (noviembre 2010, n. 597). Es un comentario a la parábola del Padre misericordioso, escrito como respuesta a un artículo anterior, muy interesante, de

Cesare Cavalleri. En este escrito me he preguntado por la posición de los dos hijos: cada uno nos representa a nosotros, en referencia a un Padre cuyas intenciones, frecuentemente, no entendemos; un Padre malentendido, al que miramos con desconfianza porque tememos que sea enemigo de nuestra libertad y de nuestra felicidad.

Me parece que comprender mejor nuestra posición de hijos es un paso muy importante para madurar mejor también en la paternidad.

¡Buena lectura!

1.
EL RECONOCIMIENTO
Yo soy tu padre / tú eres mi hijo

«POR AQUELLOS DÍAS VINO Jesús desde Nazaret de Galilea, y fue bautizado por Juan en el Jordán. En cuanto salió del agua vio que los cielos se rasgaban y que el Espíritu, en forma de paloma, bajaba a él. Y se oyó una voz que venía de los cielos: "Tú eres mi Hijo amado, en ti me complazco"» (*Mc* 1, 9-11).

«Tú eres mi Hijo». Los tres sinópticos, al narrar el Bautismo de Jesús, destacan estas palabras. Constituyen un acto explícito de reconocimiento y atestiguan públicamente que entre Jesús y el Dios de la Escritura existe una relación específica Padre-Hijo.

En todo el Evangelio, son muy pocas las veces en que se recogen palabras pronunciadas por Dios: las palabras del Padre y su voluntad habitualmente nos llegan por medio del Hijo que las escucha, las acoge y las hace comprensibles para nosotros. En cambio, en el relato del Bautismo y en el de la Transfiguración se nos cuenta que es el Señor quien habla, de forma directa y pública: es suya la voz de los cielos que todos los presentes pueden oír.

De este modo, Dios nos indica cuál es el acto primero y fundamental de Su paternidad y la nuestra: reconocer públicamente como hijo a la criatura engendrada. El carácter excepcional de esta Voz nos introduce en el valor fundante del reconocimiento, que no debe darse por descontado, sino que requiere que lo comprendamos en la profundidad de su significado y de sus implicaciones.

Apuntes de una historia:

Jaime y María esperan un niño: ha sido María quien ha expresado este deseo y, después de muchas dudas, Jaime ha decidido "contentarla". Para él, la paternidad no es un deseo, ni tampoco un pensamiento positivo: su relación con su padre siempre ha sido pésima, hasta el punto de que ya ni siquiera se hablan. Ha puesto una sola condición a María: que el niño solo lleve el apellido de ella. No quiere que el apellido de su padre tenga continuidad.

La paternidad humana empieza por un reconocimiento: para definirse como padre a todos los efectos, es necesario que el hombre declare que el recién nacido es su propio hijo, con un acto que es simultáneamente personal y público; el acto biológico que hace padres, por sí solo, no es suficiente para significar la especificidad y el carácter irrevocable del vínculo. Es indispensable dar un paso de naturaleza estrictamente cultural, por el que se incluye al recién nacido en la comunidad social, y se define su posición en el seno de la familia.

En cambio, el fundamento de la relación con la madre es biológico: lo que convierte a la mujer en madre es la presencia misma del hijo dentro de su cuerpo, que da vida a un vínculo que ambos perciben como fuerte y definitivo. El vínculo que genera la relación entre el padre y el hijo, en cambio, no es "cuerpo a cuerpo": es indirecto, pasa necesariamente por la triangulación del hombre con la mujer-madre, por medio de la que recibe al hijo. El hombre puede incluso sustraerse (injustamente) a este vínculo con el propio hijo biológico, ignorando o negando su propia paternidad.

En consecuencia, son necesarias una decisión y una elección concretas. Ser padre significa «reconocer» y, por ello, nombrar como hijo propio a ese niño, con una decisión que incluye y determina a la vez una asunción de responsabilidad.

Pero reconocer a un hijo también significa hacerle heredero, y con ello incluirle en la cadena de generaciones de la que formamos parte. Por este motivo, convertirse en padre obliga al hombre a hacer frente a su propia dimensión de hijo, con todas sus contradicciones. Es necesario hacer cuentas con la historia concreta de la relación con su propio padre, con sus valores y también con sus límites. Es un paso rico en posibilidades de crecimiento, pero que no es siempre fácil, porque nuestras relaciones casi siempre están heridas y no es fácil superarlas. Convertirnos en padres nos abre la gran oportunidad de dar comienzo a la revisión bondadosa del pasado, y empezar a leer con ojos más adultos y benevolentes los eventos que tenemos a nuestras espaldas.

Interpretado desde esta clave, el hecho de dar al hijo el propio apellido (solo o acompañado por el de la madre) tiene un poderoso significado simbólico para el hombre, porque supone aceptar de forma consciente la condición de hijo de su propio padre, acoger su herencia, aceptar transmitirla al propio hijo y así perpetuarla en el tiempo. Significa reconocer que, más allá de las posibles faltas del padre, incluso cuando sean objetivamente graves, le estamos agradecidos por habernos transmitido la vida y por haber abierto en nosotros la disponibilidad a engendrar.

La potencia generativa, que es la disponibilidad para transmitir la vida, es, en última instancia, el don más importante del padre, porque está unida a la transmisión de una confianza en el futuro que es suficiente para vencer el miedo a lo desconocido y a la responsabilidad.

Reconocer a un hijo y darle el propio nombre es un acto concreto y simbólico al mismo tiempo, con el que el hombre acepta y declara públicamente que une definitivamente a sí a otro ser humano, al que incluye en su propia historia, como había hecho su padre con él y, de hecho, le nombra como su heredero.

La herencia de las madres pasa, sobre todo, por el canal afectivo, y en este se juega su intensa y compleja partida. La herencia de los padres no pasa por una dimensión primariamente afectiva, incluso puede llegar a prescindir del afecto. El hombre que reconoce como hijo suyo al hijo recién nacido todavía no ha podido crear con él un vínculo de afecto, y no puede contar con ninguna garantía de reciprocidad. Por eso, su acto es absolutamente libre y gratuito, es una apuesta y un don. Es un acto de responsabilidad y de confianza: una confianza que apuesta gratuitamente por ese futuro que inaugura el hijo con su venida al mundo; una responsabilidad como respuesta a la fragilidad del recién nacido, a su total indefensión y dependencia, que interpelan personalmente a quien le ha traído al mundo.

«Me nombro tu padre porque quiero, porque elijo serlo», es lo que nos dice el reconocimiento; al nombrarse padre, el hombre se vincula voluntariamente. Se compromete a responder por ese hijo y para ese hijo, a cuidar de él y a hacer que nunca le falte lo necesario.

Es una responsabilidad a la que no se puede renunciar y que obliga a comprometerse en el tiempo. El padre está obligado a proveer al hijo, y no puede echarse atrás; mientras que el hijo no sea responsable de sí mismo, el padre va a responder por él; si el hijo comete algún error, va a ser el padre quien se haga cargo.

Pero hay más, ya que desde ese momento nada de lo que haga el padre va a ser solo para sí mismo: su trabajo, sus ganancias, su casa, todos sus bienes, ya no son solo suyos, porque el reconocimiento abre paso al tema de la herencia y designa al hijo, según derecho, como aquel a quien el padre va a dejar sus bienes.

La modalidad prevista actualmente para el reconocimiento de un hijo hace operativamente muy sencilla y rápida la tarea concreta del papá. Justamente por esto no ayuda a destacar suficientemente el gran valor simbólico que he tratado de sacar a la luz. De este modo, disminuye la percepción del significado que tiene este acto, y lo convierte en una simple inscripción en el registro que, por lo demás, se puede hacer incluso dentro de la misma estructura en la que ha tenido lugar el parto, la cual se encarga de forma autónoma de comunicar el nacimiento del niño a la oficina del registro civil.

21

Sin embargo, el reconocimiento del hijo es un acto decisivo de la paternidad que tal vez, y sobre todo actualmente, valga la pena subrayar, valorar y, por qué no, celebrar. Todo lo que suceda en la relación padre-hijo tiene su origen en este primer compromiso, que ya lleva consigo lo que se puede definir como la auténtica marca del padre: la generosidad.

Ciertamente, está siempre la posibilidad de dar al hijo un doble apellido, pero con la condición de que esto no acabe por oscurecer el peso del reconocimiento paterno, con la generosidad que significa y contiene potencialmente y que, si se hace germinar, constituye la esencia de la verdadera paternidad[1].

---

[1] En Italia, como en muchos otros países, habitualmente solo se utiliza un apellido y, salvo indicación expresa en otro sentido, se asigna el apellido del padre a los recién nacidos (N. del T.).

2.
LA COMPLACENCIA
Reconocimiento de la belleza y del valor

«TÚ ERES MI HIJO AMADO, en ti me complazco» (*Mc* 1, 11).

Un análisis en profundidad de las palabras que narran el Bautismo de Jesús en el Evangelio de Marcos (aunque también en los de Lucas y Mateo), nos hace detenernos en dos palabras importantes: Hijo «amado» (o «predilecto»: *dilecto*[1] más que cualquier otro) y «complacido». Dios-Padre no se limita a reconocer a Jesús como su propio Hijo, sino que expresa públicamente su alegría, podría decirse que su plena satisfacción, al mirar a ese Hijo de quien está declarando ser Padre.

Apuntes de una historia:

---

[1] En italiano se sigue usando la expresión *diletto*, que deriva del latín *dilectus*, a su vez participio del pasado de *diligĕre*, verbo que significa «amar». De ahí nace el juego de palabras de la autora: "dilecto" sería el amado; «pre-dilecto», el que es amado por encima, o por delante de los demás (N. del T.).

Franco ha tenido un niño hace poco; lo había deseado y espe-rado mucho. Después de un embarazo muy bonito, lleno de ilusiones y proyectos, en el parto se presentaron dificultades inesperadas. Y así nació Lorenzo: los médicos le han comu-nicado que el niño ha sufrido un daño cerebral, y que en este momento no es posible saber cuáles van a ser los resultados sobre su desarrollo futuro. Toda la alegría se ha quedado como congelada en el corazón de Franco, que ya no sabe cuáles son sus sentimientos. El niño es precioso, le conmueve verle. ¿Pero cómo va a complacerse en él?

La complacencia es un sentimiento interesante, que se refiere a la vez al sujeto y al objeto: contiene el recono-cimiento de la belleza y del valor del objeto, y a la vez el aprecio de la capacidad y del valor del sujeto que lo ha engendrado. Hay quien se complace por una obra cumplida y bien acabada, que es fruto de su creatividad; se complace por lo valioso que es conseguir dar forma a algo que le parece especialmente bello y logrado. En cierto sentido, cuando nos complacemos nos felicita-mos solos: contemplamos una obra que en su belleza objetiva y autónoma nos remite a la satisfacción que deriva del acto creador.

Es muy bonito pensar que esta es, junto al recono-cimiento, la segunda indicación que nos da Dios sobre algo que también está incluido en la paternidad humana. Una complacencia por el niño venido al mundo, y que se convierte en objeto de amor gozoso (el «dilecto»).

Una historia más:

Luca ha empezado hace poco 2.º de primaria. Tiene 7 años, y es el segundo hijo, después de una niña de 11 años. Desde que era muy pequeño se le ha considerado como un niño muy inteligente: ha hablado pronto y con propiedad en el lenguaje, y a los tres años ya podía jugar "a iguales" con su hermana, que le ha enseñado a jugar a las cartas y a saber los números. Por eso, a los padres les ha desconcertado que la maestra les haya convocado. Ante las preguntas, Luca parece como paralizado... Se niega a leer en voz alta como los otros niños, y si comete un error, por muy pequeño que sea, en el cuaderno, se bloquea, se cruza de brazos y no hay forma de hacer que siga.

Cuando, como psicoterapeuta, escucho las historias concretas de las personas, me impresiona una y otra vez la importancia decisiva que tiene la mirada para los seres humanos. Ser vistos es una exigencia primaria para cada uno de nosotros; ser vistos de verdad, amados y reconocidos una y otra vez por otro ser humano. Todos necesitamos sentir que la persona que queremos se complace de nosotros, y que reconoce un valor indiscutido a nuestro ser.

A lo largo de la vida, van a ser muchas las veces en las que tendremos que esforzarnos por obtener de los demás esa mirada de amor y de estima que deseamos, pero para poder empezar necesitamos que nos acompañe un prejuicio positivo: el de la mirada de complacencia que recibimos en el nacimiento y en los primeros años de nuestro desarrollo. Esta es un auténtico don que puede cambiarnos la vida, porque está en el fundamento de la posibilidad misma de confiar en la bondad, en la nuestra y en la del mundo.

Pero complacerse en los propios hijos y empezar siempre por un prejuicio positivo hacia ellos es distinto de sobrevalorarles, o de proyectar sobre ellos nuestras expectativas y nuestros sueños.

Al contrario, ser vistos de verdad significa poder apoyarse precisamente en el hecho de que quien nos quiere lo hace sabiendo quiénes somos, y no ignora cuáles son nuestros límites y nuestros defectos inevitables. Quien nos quiere no pretende que seamos a su medida, no nos busca según sus deseos, sino que tiene curiosidad por vernos crecer, y está deseando descubrir qué forma vamos a adquirir.

Quien nos quiere lo da todo por nosotros, para que encontremos nuestro modo de ser esas bellas personas que podemos ser. De esto se complace quien nos quiere: de la seguridad del buen fruto que va a llegar, aunque sea un fruto imprevisible, aún desconocido, y que indudablemente será imperfecto.

Tristemente, hoy en día es frecuente que los niños no logren encontrar este amor realista y confiado, que en primer lugar es un amor a su "normalidad": piensan que para ser amados tienen que ser especiales, estar a la altura de las expectativas que perciben realmente, o de esas que simplemente se imaginan, porque están reflejadas en los muchos (¿demasiados?) elogios que reciben y que tendrían que servir para apoyar su autoestima.

Por culpa de cierta psicología divulgativa y fácil, hemos acabado por creer que el niño más seguro y fuerte va a ser el que haya recibido de sus padres un mayor número de reconocimientos explícitos de su valor. Pero las cosas son un poco más complejas. Para crecer con una autoestima realista, el niño necesita sobre todo que se le anime a medirse con la realidad, acostumbrándose a disfrutar de los éxitos y a no asustarse de los inevitables fracasos. Necesita aprender a entender poco a poco, a aceptar y a integrar todo lo que el encuentro con las cosas nos hace saber sobre nosotros mismos. El niño necesita sentir que es niño, que está en crecimiento, que hay todavía muchas cosas que están fuera de su alcance; y que por eso mamá, papá y "los mayores" saben y pueden hacer cosas que él por ahora no sabe ni puede hacer. Esta es la realidad y la realidad es una cosa buena. Las personas mayores están ahí para ayudarle a aprender las cosas poco a poco, sin pretender que las sepa hacer ya, aunque sea un niño muy inteligente.

El adulto que solo envía al niño imágenes perfectas de sí mismo y que no le ayuda a hacer frente a las fragilidades y a tolerarlas, al final le hace creer que tiene unas habilidades y unos recursos de los que todavía no dispone, y refuerza en él un sentido irrealista de omnipotencia. Este niño no va a lograr aceptar el contraste con la posibilidad del fracaso; ante los fallos pequeños o grandes buscará una responsabilidad fuera de sí, la proyectará sobre las personas o sobre las circunstancias, y se convertirá en uno de esos niños que se enfadan y se vuelven hostiles cuando pierden un juego, o cuando tienen una nota negativa: niños omnipotentes y muy frágiles a los que muchas veces no conseguimos consolar del todo.

Frente a esto, la mejor ayuda que puede ofrecer un padre a su hijo es comparable a la que da un buen entrenador. Este observa, estimula, anima, a veces consuela, pero no exagera con las alabanzas, nunca sustituye a su pupilo y siempre permite que se ponga a prueba. Es una actitud de confianza tranquila, la apertura de un crédito, que solo es posible cuando las expectativas hacia el hijo no son excesivas y sus éxitos o fracasos no se viven como si fueran propios. Entonces, la complacencia se va a referir sobre todo al valor que el hijo invierte en su crecimiento, a su deseo de vivir, a su desafío de convertirse en sí mismo. También se va a referir a su capacidad de aceptar los fracasos y las pequeñas dificultades y, si es posible, incluso a sonreír ante ellas.

Esto parece sugerir que la responsabilidad de la que nos hacemos cargo cuando decidimos reconocer a un niño como hijo no está marcada en primer lugar por el deber, sino por la satisfacción creativa: así es nuestro hijo. Nosotros, en nuestra insuficiencia, hemos engendrado a un hijo, alguien que no existía antes y que ahora existe, alguien que va a inventar el futuro.

El semen del hombre, acogido y custodiado en el seno de una mujer, produce el milagro de la vida, y esta vida es una realidad concreta, que encarna en el mundo, de un modo único e irrepetible una de las infinitas potencialidades posibles.

Por eso las palabras de la escritura suenan como una invitación a gustar plenamente el milagro de todo nacimiento, a gozar plenamente de la maravilla de la paternidad: precisamente de esa paternidad concreta, la que se refiere a ese hijo, esa hija particular que la vida nos ha dado, una criatura misteriosa y amada, digna de amor, digna de complacencia.

¿Pero cómo complacerse de un hijo o hija que tiene una enfermedad, un hándicap, un daño? ¿Qué podemos sentir ante su nacimiento, más que desilusión y miedo?

El hecho es que la complacencia es, en primer lugar, una cuestión de mirada.

Sin duda, es más fácil y también más inmediato querer al recién nacido perfecto. Pero también existe una capacidad humana totalmente única, que consiste en reconocer y apreciar la belleza en eso que aprendemos a amar. Podemos querer a estos hijos nuestros "especiales" cuando los miramos uno a uno, y renunciamos a la tentación constante de compararlos con los demás. De hecho, a ellos les atormenta la comparación. Es lo que proyecta sobre cada uno una sombra que nubla la mirada; es la idea desviada de la normalidad como valor absoluto o, aún peor, el sentido inconsciente de vergüenza por haber fallado, por no haber sido capaces de traer al mundo al niño perfecto.

En cambio, la belleza de estos hijos está directamente relacionada con el amor que reciben.

Si dejamos aparte la vergüenza y el miedo, y aprendemos un día tras otro a quererlos, que es aceptarles por sí mismos, estos niños nos van a regalar la experiencia de una complacencia diferente, más profunda: una complacencia por el valor objetivo de su vida, de sus pequeños progresos, de sus momentos de alegría. A ella se añade también una complacencia por nosotros mismos, por nuestra experiencia de crecimiento en el amor. El amor a los niños especiales requiere más imaginación, más realismo, mayor capacidad de adaptación, más alegría. Su presencia nos invita a multiplicar esta riqueza en nosotros, y a sentir una sana y grata complacencia.

Pero, aunque la complacencia es más fácil para nuestros niños sanos, hermosos e inteligentes, tampoco está eximida de riesgos, y hemos de aprender a calibrarla bien. No siempre es fácil encontrar la justa medida, la que favorece mejor el crecimiento.

3.
INDICACIONES DE RUTA
El padre introduce al hijo en los valores

«ENTONCES JESÚS FUE LLEVADO por el Espíritu al desierto para ser tentado por el diablo. Y después de hacer un ayuno de cuarenta días y cuarenta noches, al fin sintió hambre. Y acercándose el tentador, le dijo: "Si eres Hijo de Dios, di que estas piedras se conviertan en panes"» (*Mt* 4, 1-3).

Después de cuarenta días solo en el desierto, en contacto directo y misterioso con el Padre, el Hombre-Jesús se muestra capaz de desenmascarar de forma segura y sin temor las insidias que le tiende el Enemigo. Esas insidias representan las grandes tentaciones de la vida humana: poner en primer lugar los bienes materiales, considerarnos omnipotentes e inmortales, poner en el centro de la totalidad de la vida el éxito y el dominio sobre las personas y las cosas.

Son tres cuestiones éticas que se encarnan en cada aspecto de nuestra realidad cotidiana, por pequeño que sea. Son tres cuestiones que es necesario afrontar mediante un recorrido de conciencia, y que requieren una toma de posición personal y progresiva.

Tal vez podemos extraer la siguiente consideración del paso evangélico, muy rico en indicaciones para la reflexión: gracias a la ayuda del Padre, con quien ha compartido su largo tiempo en el desierto, el Hijo comprende y madura la capacidad humana de no dejarse engañar por los halagos del demonio. Así, el Hijo toma una posición definitiva sobre las grandes cuestiones éticas, y plantea todas sus decisiones a partir de esta posición madurada libremente.

El recorrido que lleva a la maduración de una conciencia personal es largo.

Para todos, nuestro punto de partida es una posición infantil en la que prevalece el sentimiento de omnipotencia, y lo que nos mueve sobre todo es el deseo de responder a nuestras necesidades. El niño es naturalmente egocéntrico y prepotente, porque los instrumentos de los que dispone hacen que sea poco capaz de ponerse en un punto de vista distinto del suyo. El desarrollo cognitivo, con el acceso progresivo al pensamiento abstracto y capaz de captar más puntos de vista, es un requisito previo e indispensable para esta evolución, pero por sí solo no puede ser suficiente. Para decidir según las prioridades y los valores que van a inspirar su vida, el ser humano necesita que alguien le indique el camino a seguir, que le ayude a reflexionar sobre lo que es más importante, que le sostenga en el esfuerzo que supone renunciar a la omnipotencia, que le enseñe a aceptar el pensamiento de la muerte como compañera natural del viaje. Alguien que, también en la duda y en el esfuerzo, tenga abierta la puerta a la esperanza en que el futuro no se va a cerrar en la oscuridad de la muerte.

Es necesario que alguien abra el camino, porque sobre ese camino se pueden orientar los pasos y se puede avanzar más. Tiene que ser alguien creíble y de quien uno se pueda fiar.

Para orientar el propio comportamiento, el cachorro humano mira a su padre: a su honestidad o deshonestidad, a su fidelidad o infidelidad, a su tenacidad o a su falta de valor; intuye en la forma de actuar de su padre cuál es el valor que el propio padre da a las cosas y cuál es el respeto que reserva a las personas.

No se trata de consideraciones abstractas. El niño mira cómo papá le trata a él y a la mamá, cómo habla de su trabajo; se da cuenta de si a papá le gustan los libros o el deporte; si ayuda en casa o se sienta en la butaca; aun sin saberlo registra el modo en que el papá vive la amistad, cómo se relaciona con las personas a las que conoce o el modo en que habla de ellos dentro de las paredes domésticas. El hijo observa todo esto y lo guarda en su interior, para él va a ser un punto de partida, un punto de referencia positivo o negativo: algo que imitar o que contrarrestar cuando se haya hecho mayor.

Así que tenemos una gran responsabilidad, pero no debe asustarnos, sino servirnos de estímulo: saber que los pequeños nos miran con confianza solo es una invitación a no quedarnos quietos e instalados en nuestro modo de ser, sino a aprender a ponernos en cuestión y a considerar que siempre estamos en camino.

No hemos de pensar que los hijos quieren que seamos perfectos. Todos los jóvenes a los que he escuchado llevan en el corazón el amor a sus padres, también cuando expresan críticas ásperas hacia ellos. Todos desean tener una buena relación con ellos. Los hijos, cuando se sienten queridos, aceptan y perdonan los límites que descubren en sus padres, sobre todo cuando, una vez que ellos han llegado a la adultez, aprenden a comprenderles.

Pero hay un aspecto que, cuando se presenta, les molesta de forma especial, y que puede tener una incidencia negativa en su camino de crecimiento. Se trata de la modalidad negativa e hipercrítica que algunos papás tienden a utilizar de un modo habitual e inconsciente.

Hay padres que tienen la costumbre de subrayar el aspecto negativo de cada cosa: el trabajo, la casa, los hijos, el tráfico, el tiempo. Estos padres no tienen necesariamente una visión negativa de la vida, para ellos este puede ser simplemente un modo de encontrar desahogo para el cansancio en las jornadas difíciles; pero, en todo caso, lo que perciben los hijos es el peso inaceptable de una visión poco atractiva del mundo.

La dificultad para vivir que sale a la luz entre las líneas de este modo de funcionar provoca en los hijos un rechazo decidido. Cuando están a las puertas de la vida necesitan cargarse de esperanza, no de negatividad.

Se trata de una modalidad de la que uno no siempre se da cuenta, y que es más frecuente de lo que pensamos. Entre otras cosas, a partir de la adolescencia esta negatividad cotidiana influye sobre la cuestión —ya de por sí compleja— de la transmisión de la fe. En la edad en que la fe y la práctica religiosa se convierten en cuestiones personales para los jóvenes, que tienen que resolver personalmente, la actitud negativa hacia la realidad por parte de los padres creyentes se convierte en equivalente a un mal testimonio; es casi inevitable que en este caso los papás demasiado gruñones se encuentren frente a la acusación de ser testigos incoherentes. Si las cosas que tienen verdadero valor son otras, ¿por qué se enfadan y se inquietan ante cada contrariedad?

Nuestros hijos no se convencen tanto por los discursos sobre los principios, cuanto por la experiencia concreta que tienen al vivir con nosotros. Esto no significa en absoluto renunciar a expresarse y a tomar posición sobre las grandes cuestiones, sino que solo sirve para recordar que sobre todo los adolescentes pasan nuestras palabras por el filtro difícil de la coherencia, tal y como la pueden ver desde su observatorio parcial.

Por esto, muchos adolescentes son especialmente duros con sus padres, como es el caso de esta breve historia:

Sofía tiene 15 años, y viene a verme porque tiene ataques de pánico. Me habla de las dificultades en su familia: sus padres llevan casados 20 años y todos les consideran como una pareja inoxidable, pero el clima en casa es muy pesado. El problema es, sobre todo, el papá. Fuera de casa, ella es una persona brillante y muy apreciada, sus amigas tienen envidia de que tenga ese padre, porque lo consideran como un papá con el que se puede hablar de todo. Pero en casa es imposible hablar. El papá se enfada por cualquier nimiedad, no se le puede llevar la contraria, y sobre todo no sabe escuchar. Critica constantemente el modo en que la mamá hace las cosas y esto para ella, como mujer, suena a ataque casi personal. Y después, está convencido de que ya sabe todo de cualquier tema que se le ponga por delante, y convierte cualquier intento de intercambio de ideas en una especie de sermón. Está seguro de tener siempre la razón, y de que la conoce bien... Pero es que no sabe nada de

35

ella. Sofía dice que quiere a su padre: precisamente por eso no se confía con nadie, para no tener que hablar mal de él.

El modo en que Sofía interpreta a su padre es, sin duda, parcial. He conocido a este papá, y se trata de un hombre bueno, generoso, que quiere a su mujer y a sus hijas y que haría de todo por ellas. Reconoce que es más bien impulsivo e hipercrítico, y que alza la voz en casa tal vez más de lo necesario, pero está muy lejos de imaginarse el sufrimiento que, sin darse cuenta, está provocando a Sofia. Está convencido de que es un papá capaz de interesarse por sus hijas y de dialogar con ellas. En su opinión, el problema es la escuela: Sofía tendría que aprender a dar menos importancia a las notas, a agobiarse menos cuando tiene una nota más baja de lo que esperaba.

Sofía tal vez sea demasiado severa con su padre, pero tiene sus razones. Como muchos papás, el suyo, que no deja de ser un hombre de principios, presta poca atención a sus comportamientos diarios y a la sensibilidad de las personas que le están más cerca, porque está demasiado inmerso en las cosas sobre las que hay que pensar; sabe que es impulsivo y crítico, pero no le da mucho peso a esa cuestión, porque está seguro de que Sofía sabe lo mucho que le quiere. En cuanto a su mujer: ella lo conoce desde siempre, está acostumbrada a sus ataques de ira y sabe muy bien que son inocuas… Es una cuestión entre ellos: ¿qué tienen que ver las hijas?

Con todo, los hijos tienen que ver; no podemos ni debemos olvidar su presencia y su mirada.

En la familia, hay que revisar la escala de las cosas importantes. Los hijos tienen que aprender que no pueden entender siempre cada cosa, que los padres tienen sus límites y sus motivos justos de agobio y de preocupación, y que a veces tienen sus propias cuestiones personales que resolver. Pero los padres, y sobre todo los papás, tienen que aprender que las personas siempre están antes de las cosas y que ninguna preocupación, por legítima que sea, es un buen motivo para tratar a las personas con dureza e impaciencia.

Poner a las personas antes que a las cosas y tener respeto hacia cada persona están entre las indicaciones evangélicas más importantes. Son indicaciones éticas que tenemos que declinar en la vida cotidiana, principalmente en la vida familiar.

El acento que se ha puesto sobre los padres no significa que la madre no sea también un punto de referencia ético importante para la familia. Solo me limito a subrayar que un padre capaz de ser un testigo positivo pone en el corazón de los hijos una semilla importante, que sin duda va a germinar en la vida adulta. Pero esto no exige que sea un papá perfecto, lo verdaderamente importante es que sea un papá creíble: un hombre que también sabe reconocer sus límites y que, un día tras otro, intenta mejorarse a sí mismo en la vida cotidiana.

4.
LA VOCACIÓN DEL HIJO

*El hijo necesita que a su padre le importe su libertad,
que le anime a entender hacia dónde se orienta
su verdadero deseo y a sentirse libre para elegir
según su propia vocación*

«CUANDO [JESÚS] TUVO DOCE años, subieron ellos
como de costumbre a la fiesta y, al volverse, pasados
los días, el niño Jesús se quedó en Jerusalén, sin saberlo
sus padres. [...] le encontraron en el Templo sentado
en medio de los maestros, escuchándoles y preguntán-
doles. [...] Cuando le vieron, quedaron sorprendidos,
y su madre le dijo: "Hijo, ¿por qué nos has hecho esto?
Mira, tu padre y yo, angustiados, te andábamos buscando". El les dijo: "Y ¿por qué me buscabais? ¿No sabíais
que yo debía estar en la casa de mi Padre?". Pero ellos
no comprendieron la respuesta que les dio» (*Lc* 2, 42-
43; 46; 48-50).

Este episodio, bien conocido, de un Jesús con doce
años en el templo, admite lecturas a muchos niveles.
Precisamente por eso, he decidido añadir como apéndice un artículo mío publicado en *Studi Cattolici*, en el

que profundizo lo difícil que tiene José, como padre humano, cuando tiene que hacer frente al paso de su hijo de la infancia a la adolescencia, con la nueva posición relacional que tal paso requiere y con todo el dolor que supone no entenderse.

Sin embargo, en este capítulo me gustaría detenerme en otro aspecto decisivo que también propone el texto: Jesús está a las puertas de la adolescencia y se encuentra ante el desafío humano fundamental que supone la búsqueda de la propia vocación. Sabemos que el Hijo es el enviado del Padre. Pero esto no significa que Jesús sea un mero ejecutor de una voluntad diferente de la suya. Los designios del Padre y la vocación auténtica del Hijo encarnado avanzan progresivamente en Él hacia una identidad plena y misteriosa, que no disminuye en nada una libertad que es igualmente plena. Como afirmamos en el Credo, el Padre y el Hijo junto al Espíritu son Personas iguales y distintas; por tanto, entre ellas no hay confusión, porque ser personas significa identidad y plenitud, y precisamente ambas están permitidas por la relación.

Esta plena identidad en la diferencia es un gran misterio, cuya profundidad y belleza solo podemos intuir. Pero podemos preguntarnos por la vocación del Hijo, y al respecto propongo la siguiente reflexión: el Padre desea que el Hijo encuentre su vocación, que conozca el núcleo de su propio deseo, y que lo siga con plena libertad.

También a nosotros se nos invita a entender lo importante que es que un hijo encuentre su propia vocación en la vida, tanto en el plano de sus elecciones profesionales, como en el de las relacionales. Se nos invita a comprender que la felicidad del hijo, aunque tenga todas las limitaciones propias de la felicidad humana, pasa por ahí: no en su "realización", que es el logro de los objetivos de éxito, cuanto más bien porque consiga que den un fruto personal los talentos humanos con los que le ha dotado la vida.

El padre, si de verdad le quiere, intuye que solo cuando el hijo encuentre y cumpla con total libertad su vocación, el hijo va a responder también a su deseo paterno más genuino, que es el de la plenitud y la felicidad de su hijo.

Apuntes de dos historias:

Carlos viene a verme en un momento difícil: tiene que tomar una decisión profesional importante, porque le permite por fin dedicarse a las cosas que siempre ha querido hacer. Pero esto supone cambiar un trabajo bien remunerado y seguro por una nueva actividad, sin garantías de éxito. Su deseo es lanzarse de cabeza a esa nueva aventura. Todavía está libre de compromisos familiares, solo arriesga por sí mismo. Además, por primera vez, siente que puede hacer una elección verdaderamente suya.

Lo que le detiene, me dice sorprendiéndose él mismo de sus palabras, es el temor a decepcionar a su padre, que está tan orgulloso de su éxito profesional, de su sueldo importante, de la carrera brillante que ha hecho en tan poco tiempo... Su padre no lo entendería. Ya le parece oírle decir que su decisión es pueril e irrealista, y es algo que le hiere profundamente.

Juan llega después del segundo ataque de pánico, que le ha impedido presentarse a una entrevista para un trabajo que le importaba muchísimo. El puesto parecía perfecto para él, y esta

41

era la última de una serie de entrevistas, la decisiva. Juan es un chico muy joven, de los que han quemado etapas: ha terminado sus estudios en Londres tras haberse saltado un año de bachillerato, se ha graduado antes, ya ha hecho un máster prestigioso en el extranjero. Ahora está desorientado: ¿qué quiere realmente? ¿por qué se tropieza justamente en la línea de la meta?

Ayudar a los hijos a que encuentren su vocación no es nada fácil. Todos los padres querrían tener la seguridad de que sus hijos van a hacer en la vida lo adecuado para ellos, eso que les permita expresarse de la mejor forma, verse "realizados" en la medida de lo posible y, en consecuencia, ser felices. Por eso procuramos darles todas las oportunidades que sean posibles. Queremos que desarrollen sus recursos, que hagan experiencias, que tengan la verdadera opción de elegir entre un amplio abanico de posibilidades.

En todo este proceso, no es fácil encontrar el equilibrio justo entre proponer y disponer, entre la insistencia y la paciencia. No es fácil evitar superponer nuestros deseos y nuestras expectativas a los deseos nacientes y todavía balbucientes de nuestros hijos, sean niños o adolescentes. En el fondo, lo importante es plantearse la cuestión, tomar una conciencia más clara del problema. Si nos mantenemos en una posición correcta, serán nuestros mismos hijos quienes se quiten de encima lo que son proyecciones nuestras sobre ellos, para perseguir sus propias proyecciones. Esos hijos a los que tanto hemos querido tienen suficientes anticuerpos naturales para defenderse de nuestra posible tendencia a la invasión. Esto va a suponer que haya momentos de conflicto e incomprensión, que son inevitables en el camino del crecimiento; lo que importa es justamente tener la capacidad de no dramatizar cada incomprensión y cada conflicto, para mantener una mirada confiada y abierta sobre el futuro.

Durante el largo tiempo del crecimiento, las expectativas de los padres sobre los hijos, y las que los hijos alimentan sobre sí mismos, están mezcladas y se superponen. El hijo se mueve para afirmar su éxito personal, durante mucho tiempo no lo hace solo por sí mismo, sino también por sus padres, aunque es de forma inconsciente. Sus expectativas, el concepto que tienen de él, lo que se imagina que son sus deseos, construyen eso que se llama el "ideal del Yo", que es la imagen de nosotros mismos a la que tendemos, para poder considerarnos a la altura de eso que consideramos como lo mejor.

Pero estar a la altura del ideal del yo es muy difícil, y la tensión que supone alcanzar y mantener esa imagen tiene un coste elevado. Además, cuando en nosotros prevalece la comparación con el Ideal del Yo, la medida con la que juzgamos el valor de lo que hacemos no procede del interior, sino del exterior. En consecuencia, somos extremadamente vulnerables a la aprobación o desaprobación de los demás, y no conseguimos estar razonablemente contentos con nosotros mismos si no se nos gratifica con el reconocimiento y el éxito.

Encontrar el lugar que nos corresponde en el mundo no significa estar a la altura de estas expectativas ideales, sino más bien dar forma concreta a lo que somos. Es invertir nuestras dotes, teniendo en cuenta nuestros límites. Eso es lo que se entiende por vocación, una palabra que incluye la idea de una llamada: algo o Alguien

43

nos interpela y nuestra vida se realiza en respuesta a esta apelación. Ser felices significa comprometer nuestras capacidades para que se haga realidad eso que solo nosotros, con nuestras características concretas, somos capaces de realizar. La idea de vocación también incluye el pensamiento de que el centro de gravedad vital no está situado tanto en el yo, sobre todo en eso que puede surgir del yo y de su creatividad: la obra que logramos cumplir, las relaciones a las que conseguimos dar vida, el hijo que ha podido nacer gracias a nosotros. En la idea de vocación siempre está presente, de algún modo, un nosotros, una idea de comunidad.

Al dar forma concreta a la propia vocación, hay una equivocación muy frecuente, que es la de tratar de leerla solo a través de nuestras dotes, sin entender que la lectura atenta de nuestros límites también forma parte de la comprensión de nuestro camino.

No se reflexiona lo suficiente sobre el hecho de que nuestras limitaciones (atención: ¡límites, no defectos!) son nuestra característica más personal. Constituyen un óptimo indicador de la dirección: frente al ideal del Yo, que pisa el acelerador sobre nuestras dotes y nuestras potencialidades, necesitamos del encuentro concreto con nuestros límites, para circunscribir el mundo infinito de las posibilidades y dirigirnos hacia decisiones concretas.

Para descubrir lo que de verdad deseamos, es necesario pasar del ideal del Yo a una interpretación más realista de uno mismo. Tenemos que ir más allá de la necesidad inevitable de responder a las expectativas del otro para aprender a leer y a acoger no solo nuestras potencialidades y recursos, sino también nuestros límites. El deseo nos guía para que hagamos fructificar de forma concreta lo que realmente somos, y nos permite ser lo suficientemente libres del reconocimiento de los demás: el premio de nuestra acción no va a ser principalmente el éxito y la aprobación, sino sobre todo el placer que notamos cuando lo que hacemos es nuestro de verdad, y expresa lo que hay de único e irrepetible en cada uno de nosotros.

La tarea de hacer que madure la propia vocación es estrictamente personal, no podemos cargar a nuestros padres una responsabilidad que no les compete.

Pero, como padres, podemos y debemos estar alerta sobre nosotros mismos, sobre lo capaces que somos (o no somos) de dejar a los hijos espacio para que lleguen a ser ellos mismos, es decir, distintos de nosotros. Legítimamente distintos: en las decisiones de vida y en sus pensamientos. Tenemos que estar alerta ante la tentación que nos lleva a creer que conocemos de antemano todo lo que es mejor para ellos. Hemos de intentar fiarnos, también cuando un hijo se mueve en territorios que para nosotros son poco conocidos. Muchas veces, el hijo solo tendrá que descubrir que su padre, en realidad, le deja libre de verdad, que no tiene un proyecto para su vida, que solo quiere saber que está contento.

Pero si no fuese así, el hijo puede y debe dar preferencia a la búsqueda de su deseo, que nunca es un capricho, sino correspondencia a una vocación. Solo así, persiguiendo la planitud de sí mismo sin rendirse, el hijo también honrará plenamente a su padre.

5.
EL CRÉDITO

*El hijo necesita sentir que su padre cree en él:
siempre reconoce su posibilidad de lograr lo que
se propone, aprecia sus esfuerzos todavía más
que sus éxitos. El padre está contento de que
la capacidad del hijo pueda superarle*

«SEIS DÍAS DESPUÉS, toma Jesús consigo a Pedro, Santiago y Juan, y los lleva, a ellos solos, aparte, a un monte alto. Y se transfiguró delante de ellos, y sus vestidos se volvieron resplandecientes [...] Entonces se formó una nube que les cubrió con su sombra, y vino una voz desde la nube: "Este es mi Hijo amado, escuchadle"» (*Mc* 9, 2; 7).

La voz de Dios resuena por segunda vez en el texto de los sinópticos, dirigiéndose a los testigos presentes: el mensaje es muy parecido al del momento del Bautismo de Jesús («este es mi Hijo amado»), pero esta vez se añade una palabra nueva: «Escuchadle». Es una palabra preciosa, que suena como la confirmación pública del crédito que el Padre da al Hijo.

Dos pequeñas historias:

Lucía lleva seis años casada con Francisco, profesor de matemáticas; tienen dos hijos y una casa pequeña: la que se pueden permitir con el salario modesto del marido. Su padre les da pequeñas ayudas, pero no pierde ninguna ocasión de subrayar la inadecuación económica de Francisco ni de hacer notar a Lucía que ha sido muy precipitado e imprudente casarse tan joven y sin seguridades...

Marco lleva algunos años dirigiendo la empresa de su padre, que le ha hecho un auténtico traspaso de herencia, poniendo a su nombre la mayoría de las acciones. Pero el padre sigue yendo cada día a la oficina, y no pierde ninguna oportunidad de sugerir a Marco lo que, en su parecer y según su experiencia, sería mejor hacer por el bien de la empresa que él ha fundado.

El tema de la confianza de los padres en los hijos es muy importante. No me refiero al prejuicio positivo o a la actitud de confianza, tan necesarios en la etapa del desarrollo. Me refiero a un hijo que ha superado la adolescencia, se hace adulto, se orienta hacia sus propias decisiones vitales y hacia sus deseos: un hijo que quiere interpretar la vida a su manera y darse sus prioridades legítimas. El hijo adulto pide a los padres encontrar una posición totalmente nueva.

La posición del educador es totalmente asimétrica respecto a la persona confiada a sus cuidados, aunque puede jugar su rol de muchos modos y con diferentes estilos de autoridad. Parte de nuestra responsabilidad está en el deber de hacer de guía, de indicar metas, de proporcionar instrumentos, porque nosotros somos los adultos, mientras que los hijos están en camino. Por eso es necesario que en nuestro bagaje educativo se encuentren tanto el estímulo como la corrección, la estima junto a la mirada realista, capaz de hacer una crítica constructiva.

Cuando llega a la edad adulta, el hijo muestra todas las características de la identidad que ha conquistado. Habrá adquirido competencias y sacará a la luz sus dotes, pero también tendrá, inevitablemente, lados menos agradables, por lo que no podremos dejar de ver sus límites. El hijo adulto puede parecerse a nosotros en nuestros defectos, o manifestar dificultades en las que adivinamos también la huella de los errores educativos y relacionales que nosotros mismos hemos cometido en el intento de guiarle a lo largo del crecimiento.

Hemos procurado quererlos, hemos hecho lo que hemos podido, según las circunstancias y los recursos de mente y de corazón que teníamos a nuestra disposición. A veces, nos hemos equivocado: habitualmente, no son errores muy graves, pero también ha habido errores importantes, que no siempre es fácil remediar. En cualquier caso, llegada la edad adulta, no es posible dar marcha atrás. Aunque haya un daño, el juego ya pasa a estar totalmente en sus manos, y tenemos que aceptarlo.

Pero no es nada fácil cambiar nuestra posición paternal y considerarles adultos a todos los efectos. Es frecuente que sigamos pensando que conocemos la vida mejor que ellos y que estemos convencidos de que nuestra experiencia hace que conozcamos mejor que ellos el mejor camino. Nos cuesta legitimar sus decisiones, sobre todo si y cuando nos parece que su vida está menos lograda de lo que querríamos: como el padre de Lucía, un profesional afirmado y seguro de sí mismo, que siempre ha dirigido la familia igual que su empresa. Ha querido a sus hijos, pero siempre ha sido muy crítico con ellos, porque quería que fueran decididos, seguros, capaces. Ahora, Lucía ha elegido a un marido que parece su contrario: un hombre demasiado manso, con el que dialoga muchísimo y parece serena, pero que no le garantiza la seguridad económica que debería, y al que, por tanto, no aprueba. Trata de empujarle a que se esfuerce más, por el bien de ellos, pero a Lucía le molesta y le ha dicho claramente que no quiere sus consejos: ellos están bien como están...

El caso de Marco también es interesante.

Cuando un hijo elige una profesión parecida a la nuestra, o le introducimos en nuestro trabajo (la empresa, el despacho, la actividad) no es fácil evitar la tentación de seguir considerándole, independientemente de la edad que tenga, en periodo de prueba, y a juzgar sus decisiones profesionales según la medida de nuestro método y de nuestras convicciones. No conseguimos evitar una comparación constante con lo que podría ser nuestro modo de hacer las cosas: el que nos ha enseñado la experiencia, y que con el tiempo hemos verificado a base de ensayos y errores, quizá pagando por ello. Por eso consideramos que es el modo mejor y más adecuado.

Cuando toco este tema con los padres, me impresiona constatar que la mayoría de ellos considera que está en paz con este punto. Ninguno reconoce que quiere seguir guiando la vida de sus hijos. Todos piensan que les dejan completamente libres, que no interfieren, que de ninguna forma se entrometen en sus vidas.

Pero es frecuente que sus hijos adultos piensen que las cosas no son así. Perciben en sus padres una confianza reservada, una delegación que siempre está condicionada. Sienten que sus padres se resisten a dejar el control de algo que formalmente han cedido, y que les cuesta mostrar un interés sincero ante las novedades introducen los hijos. Esto pasa también cuando las palabras les invitan a hacerse cargo de las cosas personalmente y a considerarlas como propias.

El tema del crédito está estrechamente relacionado con el de la herencia. Es un aspecto difícil, sobre todo cuando pensamos en todos esos pasos de herencia en vida, que actualmente se han vuelto mucho más frecuentes y numerosos, debido a la prolongación de la esperanza de vida. Se deja a los hijos una empresa, un despacho o estudio, o un negocio; o también un apartamento o una casa de vacaciones. Hoy en día se suele hacer antes de la muerte de los padres, y es un paso que requiere una capacidad generosa de hacerse a un lado. Ciertamente, no es fácil donar algo nuestro, que tal vez hemos ganado con mucho esfuerzo, sin pretender controlarlo. Pero hay que destacar bien eso: un padre nunca está obligado a dejar su herencia en vida, solo se trata de una opción posible, que se debe hacer con lucidez y ponderación. Con todo, al tratarse de un don, es importante ser plenamente consciente de lo que se hace y tener la honestidad interior de distinguir entre el don y un préstamo: don (o préstamo) que el hijo, por su parte, tendrá que decidir si aceptar o rechazar, con la misma lucidez, honestidad y libertad.

No podemos quedarnos encasillados en la herencia del padre. Tampoco se puede hacer que el hijo se sienta en deuda porque se le ha dejado un don. Lo que se ha dado de verdad se convierte en plena propiedad y responsabilidad del receptor, y se espera que él actúe con gratitud.

A veces, aunque hayan superado la adolescencia, los hijos adultos mantienen en el diálogo con su padre una modalidad poco fluida. El nivel de confianza es bajo, no se encuentran, hablan poco de sí mismos, y parecen muy susceptibles a cualquier pequeña observación crítica. Mantienen las distancias. Les cuesta pedir consejo y/o ayuda, no por miedo a un rechazo, sino porque temen encontrar en la respuesta del padre acentos críticos o despectivos que les empujan nuevamente a la posición infantil.

Cuando pasa esto, es muy probable que los hijos sientan que todavía no tienen un crédito suficiente: el que se daría a una persona plenamente adulta. Advierten que el padre todavía se siente en posición de juzgarles, somo si calificase su obrar.

Los hijos se ponen en una posición defensiva. A veces, ante preguntas que pueden ser inocentes o ante el interés del padre, se adelantan a atacar antes de tiempo. De este modo, tratan de proteger su territorio del escepticismo crítico que les da miedo notar en sus padres, y solo comparten con ellos los que les parece neutro o esos aspectos en los que saben que no van a decepcionar sus expectativas.

El hijo siempre necesita el crédito de su padre. Cuando es un niño quiere sentir que su padre le reconoce de forma renovada la capacidad de lograr lo que quiere, que valora sus esfuerzos por encima de sus éxitos; desea que esté contento de verle crecer y orgulloso de que pueda moverse hacia metas que incluso superan a las suyas.

Cuando es adolescente, quiere notar que el padre no juzga sus decisiones y sus ideas, sino que se pregunta sobre su significado, sobre el valor que tienen para él. No espera que esté pendiente de sus errores, porque sabe que son inevitables y que la verdadera medida del juicio sobre el valor de la vida nunca se limita al binomio éxito-fracaso.

Cuando se ha convertido en adulto, el hijo necesita sentir que su padre le da crédito más allá de los límites que puede conocer de él. El haberle visto de niño no impide que le vea como plenamente adulto, y que reconozca la plena legitimidad en sus decisiones, que pueden ser distintas de las suyas.

Dar crédito a los hijos convertidos en adultos significa aprender a fiarnos de que van a saber interpretar el futuro, estar orgullosos de ellos y hacer que sientan esta confianza.

Esos hijos que hemos criado, a los que hemos transmitido valores y criterios de juicio, van a poder generar ideas nuevas y elegir cómo interpretar la vida para que dé fruto según sus deseos.

Van a hacer todo esto con los códigos que elijan ellos mismos. Van a hacerlo a su manera: pero el crédito recibido de sus padres siempre será el mejor viático en ese camino. Si llevan consigo este don, no les va a hacer falta luchar para demostrar nada, y podrán concentrarse en el placer de expresar del mejor modo y libremente las cosas en las que creen.

6.
EL TIEMPO JUNTOS

El hijo necesita espacios de relación personal
con su padre, que respeten sus tiempos,
y que son distintos según la edad

«DE MADRUGADA, CUANDO todavía estaba muy oscuro, se levantó, salió y fue a un lugar solitario y allí se puso a hacer oración» (*Mc* 1, 35).

En el relato evangélico, hay referencias frecuentes a los diálogos de Jesús con el Padre. Se dice que Jesús se retiraba a rezar en solitario, que elegía lugares apartados y que estos encuentros eran numerosos, seguramente diarios.

Se nos dice que debían tener una especial cualidad, tanta como para mover a los discípulos a buscar su secreto: «Señor, enséñanos a orar, como enseñó Juan a sus discípulos» (*Lc* 11, 1).

También sabemos que Jesús se dirige al Padre antes de cada decisión importante, como por ejemplo la elección de los apóstoles. Y lo hace igualmente después de jornadas de predicación intensas y cansadas. Sabemos que, a veces, habla largos ratos con él (pasa la noche en oración), y otras veces, lo hace de forma más breve, directa y espontánea. El tema de la oración es muy complejo y rico en matices, pero lo que nos interesa aquí, al tratar de la relación entre padres e hijos, es el valor decisivo de la relación personal y la necesidad de encontrar tiempo que dedicar a su cuidado.

En esta relación con la paternidad humana, me parece que lo que se nos propone es el valor que tiene el tiempo dedicado a compartir. Es un tiempo que no se debe improvisar solamente, sino que hay que decidir, que toma una forma concreta para cada hijo y que cambia en sus modos según la edad y las situaciones. Así, el niño pequeño necesita de tiempos de presencia concreta suficientemente largos, próximos entre sí y previsibles; el adolescente, por el contrario, rechaza el exceso de presencia y cercanía de sus padres y necesita momentos más raros, que se proponen y no se imponen, para realizar actividades que a él también le parezca interesante compartir.

Por eso, hay que construir la cercanía y la confidencia cuando los hijos todavía son pequeños y tienen un fuerte deseo natural de estar con nosotros. El afecto que se intercambia en esta fase va a ser como un buen nutriente que sirve para mantener firme, aunque más subterránea, la relación en la etapa borrascosa de la adolescencia.

Por lo que se refiere a los hijos antes de la adolescencia, hay momentos en los que un papá tiene que encontrar el modo de estar, por muy ocupado que esté. Son todas esas ocasiones que al niño le parecen especiales, como un concurso o una competición, una fiesta en el colegio, la entrevista con sus profesores, y naturalmente todas las fiestas significativas.

Pero el papá también puede reservar otros espacios que dedicar al hijo. Ejemplos de esos espacios pueden ser acompañarle a los partidos, con la justa dosis de admiración; o hacer una salida juntos el sábado por la mañana; también puede pasar por la librería para elegir el libro que van a leer juntos durante las siguientes noches. El papá puede dedicar tiempo a enseñar y a compartir un deporte, tanto con los hijos varones como con las mujeres, y puede hacer que las vacaciones familiares sean un recuerdo especial, por la serenidad y la alegría que supone el hecho de estar juntos, por fin, durante un tiempo largo.

En el recuerdo de cada uno de nosotros, el padre está unido a situaciones que hemos vivido juntos, y hasta sus enseñanzas más profundas suelen haber pasado normalmente por cosas concretas. Para los varones, suele ser precisamente la actividad física y deportiva eso que el padre ha enseñado o compartido, pero las cosas que se hacen juntos pueden ser muchísimas, y no necesariamente tienen que ser especiales. Los padres de hoy comparten mucho más con los hijos que en el pasado: juegan, van al parque, cocinan también juntos; y esto crea una nueva familiaridad, que abre paso a la posibilidad de una confidencia inédita.

En todo caso, siempre es cierto que cada relación humana se nutre de tiempo y de concreción. Ningún amor crece ni se mantiene si no es alimentado por momentos de verdadera presencia y de verdadera compartición.

Hoy, el tiempo se ha convertido en el bien más valioso, ese del que menos disponemos. La vida ha adquirido unos ritmos frenéticos, por los que es frecuente que nos encontremos insertos en un sistema que nos arrastra y nos impide pensar. Por ello, es importante reflexionar sobre cómo distribuimos nuestro tiempo; preguntarnos en qué medida todavía logramos ser sus dueños; qué prioridades nos guían; qué calidad tiene nuestra presencia en las relaciones importantes.

Para poner nuestro tiempo en un orden consciente, puede ser útil recordar que nuestra responsabilidad personal es diferente en algunas tareas de la vida. Según los casos, podemos ser indispensables, necesarios, útiles, pero también podemos llegar a ser superfluos. Cuando, siguiendo nuestra vocación, nos hemos casado y hemos traído al mundo a los hijos, nos hemos vuelto indispensables en el ámbito de nuestra familia. Esto significa que no se nos puede sustituir ni nos puede representar nadie, y que solo nosotros, precisamente, tenemos el deber de actuar. Nuestros hijos solo nos tienen a nosotros como padres, del mismo modo que nuestra mujer solo nos tiene a nosotros como maridos. Si no nos tomamos en serio este compromiso, nuestros hijos serán huérfanos, aunque sean huérfanos de un padre vivo.

Pero, aún más que el tiempo que se dedica a diario, lo que cuenta es tener a los hijos en la mente, observarles para conocerles, dar importancia a su crecimiento, por lo menos la misma importancia que damos al desarrollo de nuestro trabajo. No se trata de tener en la mente a los hijos de una forma genérica, sino de tratar de conocerles uno a uno, singularmente, para que cada uno de ellos pueda sentir que es visto de una forma personal; el tiempo de los papás (y de las mamás) es verdaderamente escaso, por eso hay que cuidarlo.

Precisamente por esto, también es importante llegar a ser conscientes de la forma en que los hijos reciben nuestra presencia. A diferencia de nosotros, los hijos solo viven del presente y (sobre todo, antes de la adolescencia) no están en condiciones de imaginar a sus padres más allá de lo que experimentan concretamente en su relación con ellos. Así, si por ejemplo el padre siempre llega a casa preocupado y con el ceño fruncido, o si con demasiada frecuencia está nervioso e irritado en casa, para los hijos su papá es una persona nerviosa o una persona siempre enfadada.

Con nuestra vida agobiada, casi siempre tenemos buenas razones para estar preocupados y/o nerviosos, pero forma parte de las competencias adultas el aprender a no volcar sobre los demás lo que nos preocupa.

Por esto es importante saber que un padre permanentemente tenso supone un problema para su familia, porque crea a su alrededor un clima de inseguridad y ansiedad. No es raro que la modalidad hiper-ansiosa y crítica mine desde su fundamento la estima a su papá que los hijos desean alimentar.

Para un hijo niño, no hay nada que su padre no sepa resolver o afrontar. Para un hijo adolescente, la capacidad que tenga su padre de mantenerse firme y de dar su justa dimensión a las dificultades es la mejor de las garantías: un adolescente está sacudido por las olas de su inestabilidad emocional y necesita que su padre, en cambio, sepa mantener el rumbo.

Sin duda, los padres no pueden resolverlo todo, pero pueden mostrar a sus hijos que las dificultades se pueden afrontar, que siempre se puede hacer algo, también en las situaciones difíciles, sin necesidad de perder el control. Por eso, al volver de una jornada de trabajo, tenemos que intentar dejar aparte eso que nos preocupa durante un rato, y desconectar de ello para estar presentes justo allí donde nos esperan los hijos, con sus pequeños grandes problemas: la nota, la pregunta en clase, el partido, los amigos, las alegrías y las desilusiones. Incluso en las situaciones más críticas hay siempre un momento, puede que breve, para saludarse y sonreírse... Ya habrá tiempo y forma de pedir a los hijos que también hagan lo que les corresponde y para enseñarles que en la vida no es todo fácil; también llegará el momento oportuno para compartir con ellos algunas de nuestras preocupaciones, cuando su edad lo haga posible.

Además, hay otra competencia propia de los padres: la de proteger con cuidado los tiempos familiares "fuertes"; el más importante es el momento de la comida, sobre todo la comida del domingo. Puede que sea el único momento en el que toda la familia se reúne, también cuando los hijos son mayores. Este encuentro debe ser prioritario, y eso supone huir de la tentación de poner demasiados compromisos de uno u otro miembro de la familia justamente en esos horarios.

El padre es muy importante para crear en la mesa el clima adecuado y para cuidar el intercambio de la conversación. No es que las madres no sean capaces de hacerlo, pero suelen ocuparse de la dirección de la comida, y su atención a la conversación está subordinada comprobar que todos tengan lo que necesitan.

Por tanto, es importante distribuir las tareas: el padre puede introducir el breve rito de bendecir la mesa; puede invitar a los hijos a contar algo, o puede contar algo a su vez, aun a sabiendas de que no es fácil, sobre todo cuando los hijos tienen edades diferentes.

Se pueden compartir cosas que han pasado en el día, noticias que se han leído u oído, libros o películas, proyectos, recuerdos. Sobre todo, es posible mostrar interés hacia lo que les ha pasado a los hijos, sin esperar nunca que sean locuaces, sino entendiendo ese poco que dicen, y sin decepcionarse cuando no dicen nada.

En todo caso, se producirá una vivencia importante: estar juntos a la mesa es agradable, es un momento bueno, no un momento de tensión del que se espera poder salir cuanto antes. También los móviles (y el del padre el primero) se pueden silenciar durante esa escasa media hora que pasamos juntos.

Un don importante que puede hacer la madre al padre es el de comprender y valorar este esfuerzo suyo por estar, este protagonismo positivo, apoyándolo sin ponerse celosa cuando los hijos y el padre logran conversar por fin. Las mamás tienen muchos vínculos directos e insustituibles con sus hijos, y los hijos reconocen el valor que tienen ellas en su vida de un modo más sencillo y directo que no se encuentra con los padres. Por este motivo, de vez en cuando es necesario que las madres den un paso atrás.

Un don decisivo de la madre al padre, pero sobre todo a los hijos, es el de apoyar siempre y en todo caso la estima entre ellos, porque el intercambio de aprecio con el padre es el elemento que mejor estructura la personalidad de un hijo, junto a la seguridad del intercambio de amor con ella.

7.
LA ESCUCHA

El hijo necesita escucha. Tiene que poder
acostumbrarse a "decir", con la certeza
de que el padre se interesa por él

«PADRE, TE DOY GRACIAS por haberme escuchado. Ya
sabía yo que tú siempre me escuchas; pero lo he dicho
por estos que me rodean, para que crean que tú me has
enviado» (*Gv* 11, 41-42).

En este diálogo en voz alta entre Jesús y el Padre, sale a
la luz otro punto importante para nuestra reflexión: en
una buena relación, el hijo está seguro de que el padre
le escucha.

Ciertamente, no podemos poner en el mismo plano la escucha de Dios-Padre al Hijo con la escucha
de un padre terreno, por muy capaz que este sea.
Pero creo que aquí se nos está sugiriendo la necesidad de profundizar en el tema de la escucha y de su
significado.

¿Qué significa escuchar? Y en concreto: ¿qué significa escuchar a un hijo?

Sobre este tema se pueden producir varios malentendidos, porque el modo adecuado de escuchar a un hijo cambia mucho en el curso de su proceso evolutivo. El tipo de escucha cambia porque también nuestro papel varía con el tiempo, del mismo modo que cambia progresivamente nuestra posición en la relación.

Creo que, ante todo, es importante dejar claro que escuchar a alguien no significa, siempre y necesariamente, entenderle, ni compartir completamente lo que dice, ni darle siempre la razón. Una buena escucha, una escucha atenta y eficaz, no conduce necesariamente a alinear posiciones diferentes. En cambio, lo que caracteriza a la verdadera escucha es que presupone dos actitudes, ambas importantes y relacionadas entre sí: por un lado, la verdadera curiosidad por el otro; por otro, la plena legitimación de su diferencia.

Quien sabe escuchar, en primer lugar, en su interior, es consciente de que el otro es otro, distinto de uno mismo: tiene su propia identidad, una forma suya, su propio modo de sentir, de pensar y de querer; su alteridad es algo dado, algo legítimo en sí mismo; si somos capaces de captarla, esta diferencia representa para nosotros un valor y una riqueza, que abre la puerta al intercambio.

Apuntes de una historia:

Luis y Laura vienen a hablar conmigo de Mateo, de cinco años. El niño está tan ligado a su madre que los padres están asustados por el próximo paso a la primaria: ¿va a poder ir al colegio? Mateo no ha ido a preescolar, porque su madre no trabaja. Laura habla de él con mucha seguridad. Me dice que es un niño tímido, que tiene miedo de los extraños, que ella es la única que logra entender de verdad cómo se siente y cómo ayudarle. Luis asiente y confirma: Laura es una madre estupenda, y hasta ahora ha logrado garantizar la seguridad de Mateo. Ni siquiera él mismo, que es su padre y le quiere, es capaz de entenderle de esa manera, y cuando están solos, Mateo pregunta mucho por su mamá. Laura es la única que sabe realmente escuchar y entender al pequeño.

En la relación con los hijos, la legitimación plena del otro en su diferencia y su autonomía no es algo dado, que se encuentre estructuralmente presente en la relación. Es, en cambio, un punto de llegada que se alcanza con esfuerzo, porque es el fruto de un camino de crecimiento y de conciencia que no se pueden dar por descontados.

Cuando nace un niño, recibimos en brazos a una criatura totalmente inerme y necesitada, que todavía no tiene una identidad propia, ni mucho menos un modo concreto de sentir o de pensar. Para la madre, sobre todo, el recién nacido está en continuidad con el yo, y la posibilidad de responder del mejor modo a sus necesidades está unida a un tipo muy especial de escucha: en efecto, es necesario saber identificarse con él, para leer e interpretar las señales concretas, como el llanto o el movimiento desordenado e inquieto de los brazos y de las piernas.

Antes del desarrollo del lenguaje, la guía de la relación depende de la capacidad empática, que presta al otro el propio modo de sentir y de pensar. Por eso, el papel del adulto consiste principalmente en el de un intérprete, que es muchas veces, como decía, más afín a las madres, porque han llevado en su cuerpo al niño durante la gestación.

Hay madres, como Laura, que se sienten tan seguras de saber lo que desea su hijo (cómo se siente, lo que quiere o lo que teme) que se superponen a él mucho más allá del tiempo fisiológico de la simbiosis entre madre e hijo. Ese tiempo dura hasta los seis u ocho meses de vida. Superado ese tiempo, es necesario retirarse poco a poco, y estar atentos a no superponer nuestras proyecciones al sentir autónomo del niño. Es necesario aprender a aceptar que arranque el proceso de "separación-individuación", gracias al cual el niño empieza a distanciarse de la madre y a diferenciarse a la vez, para desarrollar su propia identidad personal.

La dificultad natural de los padres para desarrollar de un modo así de refinado el papel de intérpretes de su hijo es, en realidad, fuente de un recurso necesario. Sirve para que el papá pueda situarse junto a la madre, e impedir que su sentir-pensar se superponga excesivamente con el sentir del niño y que ralentice su diferenciación progresiva de ella.

Por eso, la escucha de los padres, durante el primer año de vida, se basa sobre todo en la racionalidad y la lógica, más que en la empatía. Cuando el niño llora, un papá se pregunta si ha comido, si ha dormido, si ha descansado, o está sucio, o incómodo, o si le duele algo. Pero no se siente culpable de su llanto, y defiende sus espacios y los de la pareja: un deber importante que, en cambio, es más difícil para las mamás.

Con el desarrollo progresivo del lenguaje, la posibilidad de escucha se vuelve para los padres más sencilla y también mucho más divertida, pero no cambia su papel; es más, todavía es más necesario vigilar los límites de la relación de pareja y la legitimidad de espacios libres para los adultos. Sobre todo, hoy en día, con nuestros niños tan listos: precisamente por el interés de ellos, escuchar sus demandas y responder a sus necesidades no quiere decir suprimir los límites necesarios, ni dejar en sus manitas las reglas y ritmos de la vida de toda la familia.

Pero los hijos crecen, y la adolescencia marca un nuevo paso complejo que exige la capacidad de renovar la forma de ponerse a la escucha.

La adolescencia de los hijos siempre es un desafío difícil para la relación. Su exigencia de crecer, de entender con autonomía lo que piensan y lo que quieren, contrasta con el deseo que tienen los padres de guiarles y protegerles. Nosotros necesitamos una mirada que se extiende al pasado (la experiencia) y una visión del futuro guiada por los valores y el sentido de la vida que hemos conquistado; ellos están buscando un modo personal de vivir. No quieren apoyarse en nuestra experiencia ni en nuestros valores. Además, lo que llegan a comprender de nosotros es limitado. Ven nuestros límites sin conseguir ponerlos en contexto, y son severos al juzgarnos. ¿Pero se equivocan de verdad siempre?

Apuntes de una historia:

Guido tiene 22 años, está matriculado en psicología y quiere hacer un breve recorrido para profundizar en su conocimiento de sí mismo. Me dice: «Para mí siempre ha sido imposible hablar con mi padre. De niño le tenía miedo, porque era imposible prever su humor: cualquier pequeñez podía ponerle nervioso, por eso yo estaba tranquilo, trataba de no hacer nada que le pudiese enfadar. En la adolescencia intenté hacerme oír, y provocar algún contraste; me metí en el movimiento escolar de mi instituto, y llevaba a casa ideas muy distintas a las suyas. Él no aceptaba el intercambio, adoptaba un tono irónico que era francamente insoportable. A los 16 años tuvimos un enfrentamiento muy duro: reaccioné, y casi llegamos a las manos. A partir de ese momento, opté por el silencio: yo le ignoraba, y él me ignoraba. Al estudiar psicología he entendido que quizá su modo de actuar era fruto de la fragilidad más que de una falta de amor, he querido volver a intentarlo, lograr por fin hablar con él. He intentado decirle lo que me había pasado. ¿Y sabe qué me ha dicho? Que cuando era adolescente era imposible hablar conmigo, porque yo era un chico problemático... no ha hecho ni una referencia a sus formas, a algún error por su parte. Me he desalentado de verdad».

Es verdad, la mayoría de los adolescentes piensa que su padre no sabe escucharlos; la mayoría de los padres de adolescentes, por su parte, está convencida de que es capaz de escuchar: si acaso, son los hijos los que no se abren, no se confían, que no quieren contrastar ideas, que son «problemáticos».

Esta incomprensión, en parte, es fisiológica. Como decía sabiamente Winnicott, el adolescente también necesita sentirse incomprendido. Cuando uno es "demasiado" comprendido por sus padres, se hace difícil separarse de ellos para hacerse mayor. Sentirse diferente de alguien es el primer movimiento para identificarse: yo soy yo porque soy distinto de ti; soy yo mismo en la diferencia. Por eso, es necesario aprender a aceptar el esfuerzo que suponen estas incomprensiones adolescentes: el luto de un amor que parece haber dejado de ser correspondido, el luto de ver que nuestras buenas intenciones nos son devueltas. El luto de sus silencios, de sus cerrazones, de sus malhumores, de sus descontentos, que hay que aceptar sin dramatizarlos.

Pero, al mismo tiempo, es muy frecuente que seamos nosotros los que no encontramos un modo constructivo y útil para escucharles, y la ironía corrosiva es una de las modalidades defensivas-agresivas que adoptan los padres ante las dificultades de comunicación con los hijos. Es una tentación fácil, porque en el intento de dar forma al propio pensamiento, los adolescentes tienen tomas de posición excesivas, afirmaciones arrogantes y argumentos que son contradictorios y balbucientes. Nos llevan la contraria por defecto, son irritantes en su falsa seguridad. Y nos atacan, creen que nos pueden juzgar. Entonces no es raro que se desate en los padres el instinto de hacer valer su poder y su superioridad argumentativa: nacen así los sermones que los jóvenes detestan o, por el contrario, esa ironía "mala", que sirve para "volver a ponerles en su sitio".

Pero, de este modo, perdemos la valiosa oportunidad de seguir el desarrollo de su pensamiento, de saber lo que les interesa y les interpela; también de saber lo que de verdad piensan de nosotros y por qué. Esto no significa que necesariamente tengan razón, pero sí que tienen algunas razones que merecen ser escuchadas. Podríamos, por ello, mostrar curiosidad, hacer preguntas que les animen a seguir, que les ayuden a tratar de expresarse hasta el fondo. No son preguntas provocativas, para desenmascarar la fragilidad de sus argumentos, sino movidas por una verdadera curiosidad, que les ayuden a sacar a la luz mejor su pensamiento. Son esas preguntas que probablemente haríamos a otro que no fuera nuestro hijo, sino el hijo de un amigo: para entender qué piensan de verdad los jóvenes de hoy, cómo ven el mundo. Este tipo de escucha reconoce la dignidad y la legitimidad de sus esfuerzos por hacerse una idea personal de las cosas, y no exige que estemos de acuerdo; no es contraria al hecho de que tengamos nuestros juicios de valor sobre las cosas, ni a que seamos capaces de afirmarlos. Pero en el momento (raro) en el que tratan de expresarse, nuestros hijos tienen que ver que nos importa que no dejen de hacerse preguntas y de buscar respuestas; que nos interesa de verdad eso que ellos, en ese momento, están descubriendo de la vida y que están intentando compartir, sin empeñarnos en enjaularles enseguida en nuestras categorías sobre lo justo y lo equivocado.

Nos apasiona verles buscar, verles usar el pensamiento, la inteligencia, la curiosidad. Confiamos en que podrán encontrar sus respuestas si siguen planteándose preguntas. Por lo que se refiere a nosotros, tenemos muchos modos de darles a conocer las respuestas que hemos encontrado. Si esas respuestas son respuestas buenas, si nos hacen vivir bien, no tenemos nada que temer: nuestros hijos van a darse cuenta de su valor y encontrarán el modo de hacerlas propias, a su manera, en lo esencial, cuando hayan terminado el camino de la adolescencia.

8.
LA TERNURA

El hijo desea poder apoyarse en la ternura
respetuosa de su padre

«*ABBÀ*, PADRE!» (*Mc* 14, 36).

Es como Jesús llama a su Padre en el momento dramático de Getsemaní. Esta palabra, *Abbà*, expresa confianza y ternura. Significa «papá», o «papi». El Hijo sabe que puede dirigirse así, recordando el lenguaje infantil, al Padre omnipotente y creador, a aquel que es terrible y justo, al inaccesible, al totalmente otro.

Es un signo de la ternura de Jesús hacia su Padre, que es posible por la seguridad que tiene en la ternura que el Padre tiene por él. Es una palabra de confianza que presupone una certeza: el amor del Padre (el amor auténtico de todo padre) que nunca va a decaer; con él uno se puede atrever, puede arriesgar, puede ser como es.

Apuntes de una historia:

Simón y Margarita tienen un precioso niño de 7 años, Nicola. Simón es profesor, y su horario de trabajo le permite estar muy presente en la familia. Margarita, en cambio, es abogada en un despacho importante, y su trabajo le compromete, a veces hasta tarde. Pero Margarita siempre ha estado tranquila, porque Simón es un padre excelente, que ha sabido ocuparse de todo, desde las papillas al sueño, pasando por el juego, y Nicola lo adora. Pero últimamente se han presentado unas dificultades imprevistas: Nicola pregunta insistentemente por su madre, sobre todo cuando vuelve del colegio. Quiere que ella le lleve a la cama, se queja de su ausencia, se ha vuelto "pegajoso" con ella, y trata mal a su padre. Y eso, a pesar de que siempre ha sido Simón el que le ha mimado…

Hasta un pasado reciente, el amor de ternura no era una de las características que se atribuían en concreto al padre. Era sobre todo un atributo materno y femenino, a veces desvirtuado en un sentimiento cursi y pegajoso.

Pero en las últimas décadas hemos asistido a un cambio significativo: hoy son muchos los padres afectuosos y tiernos, capaces de interactuar con sencillez y competencia también con hijos muy pequeños. Son padres que saben asistirles y consolarles, y las madres se los pueden confiar con una tranquilidad que antes casi era impensable. Estos padres conocen la ternura y no se avergüenzan de expresarla en público y de mostrarla a sus hijos; desean construir con ellos unas relaciones de cercanía y de confianza, más estrechas de las que ellos han tenido con sus propios padres.

Pero, igual que en el pasado, cuando los hijos crecen esperan cosas diferentes de mamá y de papá, y en la mayoría de los casos vuelven a poner al padre en una posición de más distancia y de menor intimidad que la que reservan a las madres.

Muchos de estos nuevos padres sufren por ello, se sienten injustamente marginados de la vida de estos hijos tan queridos, y se preguntan si se han equivocado en algo: ¿Por qué no pueden gozar de la misma proximidad y confidencia espontánea que se reserva a su mujer? ¿Y por qué pasan estas cosas también cuando el papá resulta ser el más afectuoso de los dos?

El hecho es que, para crecer bien, los hijos necesitan dos relaciones diferentes, dos experiencias, dos códigos de acceso al mundo.

La madre, con su vínculo biológico primario con el hijo, representa de forma natural la relación de mayor proximidad: incluso cuando el placer de crecer lleva lejos al hijo, la madre sigue representando para él, en su inconsciente, el lugar de la cercanía. Si la relación es buena, va a ser más fácil confiarse a ella; si no lo es, esa confidencia ausente deja un vacío que no se puede colmar fácilmente.

En cambio, el padre es la relación de otro lugar. La suya es una tarea ingrata, porque tiene que introducirse en la simbiosis primaria entre el hijo y su madre; tiene que abrirse espacio al modo de alguien que se interpone entre los dos, porque pide (injustamente, desde el punto de vista del niño) que la mujer siga siendo esposa además de madre. Se trata de un paso necesario, y mantener firme este punto significa poner al hijo en una posición sana, que va a favorecer su crecimiento. Pero para el padre supone tener que tolerar que el hijo no lo entienda, que pueda enfadarse con él y expresarle esa hostilidad que se reserva a un rival. Tiene que aceptar ser considerado como un egoísta, alguien que exige lo suyo y que hace daño.

El hijo tiene muchas veces la sensación de que puede abrir brecha en el corazón de su madre, de que este le entiende con facilidad y muchas veces le satisface con la misma facilidad. En cambio, el padre, cuando sigue su instinto, pone límites a la invasión del niño, que por eso le considera como el que no entiende: el que está marcado por la alteridad.

Esta es una posición difícil de aceptar, y mucho más para los estupendos papás de hoy. Ellos, como las mamás, llevan muy mal el tener que soportar que los hijos se sientan heridos, y sufren al ser considerados injustamente como causa de cualquiera de sus dificultades o dolores.

Los padres de hoy sufren más que los del pasado por las incomprensiones de sus hijos, porque su posición es más solícita y materna, y porque están en mayor contacto con su propia afectividad que los padres del pasado.

La ternura del padre en la edad de la infancia es un valor añadido de nuestro tiempo. Pero es importante recordar a todos los papás que el valor insustituible del padre también se encuentra en su capacidad de regular de forma distinta las distancias, y de soportar eso que al hijo le parece una incomprensión. De hecho, ahí precisamente es donde se abre el espacio para el desarrollo autónomo de la personalidad de los hijos. Para crecer, estos necesitan salir de la *comfort zone* que es la comprensión materna. El amor del padre es un tesoro precisamente porque no contempla la simbiosis, sino que su relación con el hijo también tiene que pasar por la contraposición y el conflicto, que son necesarios para crecer.

Esta posición del padre, en todo caso, no supone un obstáculo a la ternura, que con el crecimiento puede adoptar formas siempre renovadas. En efecto, la ternura no es solamente un sentimiento espontáneo y fácil, sino que es sobre todo una actitud del corazón, adulta y profunda.

En relación con los hijos, es cierto que existe una ternura espontánea: el cachorro humano está indefenso, necesitado, se confía; en él se concentra toda la belleza frágil que tienen las cosas nuevas. Ante él, notamos ese movimiento del corazón que se tiene hacia todos los cachorros, en su condición de inocencia y de belleza. Es un sentimiento que impulsa a hacerse cargo del cuidado de la vida indefensa y a darle tiempo para que crezca, protegida por la sombra de nuestro cuidado.

Pero la ternura hacia los hijos se puede extender mucho más allá de esta primera edad de gracia. Es un sentimiento que podemos cultivar y convertir en una actitud de la mirada, y que nos indica el camino para seguir haciendo que se sientan queridos en las diversas situaciones y edades de la vida.

Apuntes de una historia:

Carolina, de 28 años, me habla de su padre recientemente fallecido. «Mi padre –dice– siempre ha sido una persona reservada, un gran trabajador. En casa le veíamos poco, porque no volvía hasta la cena, y siempre estaba cansado y silencioso. Puedo contar con las manos los pocos momentos que he pasado con él... Con todo, estoy segura de que me quería, es algo que sé con certeza y que llevo dentro de mí. ¿Y sabe lo que me da, sobre todo, esta certeza? Mi padre viajaba mucho por trabajo, y cada vez que volvía a casa me llevaba a su habitación, abría la maleta y sacaba un paquetito: tenía una muñequita con la vestimenta típica del sitio en el que había estado. Yo esperaba este momento, cada vez,

con trepidación: no por la muñeca, sino porque así sabía
que había pensado especialmente en mí.

La ternura enseña gestos pequeños como este que me ha contado Carolina. Son gestos que cambian según la edad de los hijos, pero que siempre son manifestación de una mirada personal y atenta que está detrás.

La ternura nace de una mirada benevolente, que nos puede servir de guía para intuir la distancia adecuada que mantener en los diferentes momentos de una relación: la distancia de respeto que se traduce en los gestos, en las palabras, en las miradas, y que permite que el otro se sienta amado, pero también respetado.

Por ejemplo, puede haber ternura en la capacidad de evitar una y otra vez observaciones hirientes o reproches que podrían ser merecidos. Este sentimiento nos permite percibir esos momentos en los que es necesario respetar la fragilidad, los momentos en los que es mejor esperar.

Una mirada educada en la ternura nos hace capaces de no aprovecharnos nunca de un modo incorrecto del conocimiento íntimo que tenemos del otro. Esto es muy importante con nuestros hijos, a los que hemos conocido de niños: el conocimiento de sus aspectos frágiles nunca se debe usar para mostrar superioridad o emitir juicios sobre ellos y sobre sus decisiones.

Como hijos adultos, podemos comprender lo confortante que puede ser en cada edad de la vida la escucha auténtica de un padre o madre, aunque sea anciano. Es una escucha desinteresada y verdaderamente partícipe, que no pretende tener la solución a nuestros problemas, pero ofrece gratuitamente cercanía y comprensión. Una escucha que hace posible precisamente la ternura.

En la relación educativa, la ternura es el elemento que equilibra la justicia. Nos lleva a corregir a nuestros hijos con firmeza, pero sin mortificarles; nos enseña a tener la paciencia y la benevolencia necesarias ante sus límites e imperfecciones; nos permite seguir soportándolos y animándolos siempre, sin compadecerles nunca.

9.
EL PADRE NO QUITA AL HIJO
EL ENCUENTRO CON EL DOLOR
Y LA MUERTE

El código materno vs. el código paterno

«[JESÚS] PUESTO DE RODILLAS oraba diciendo: "Padre, si quieres, aparta de mí este cáliz; pero no se haga mi voluntad, sino la tuya". Entonces, se le apareció un ángel venido del cielo que le confortaba» (*Lc* 22, 41-43).

No es posible imaginar nada más dramático y difícil de entender a la vez: el dolor y la angustia del Hijo, su oración al Padre que todo lo puede, la aparente ausencia de respuesta.

¿Puede un padre negar la salvación a un hijo que se la implora? ¿Puede ser insensible a su angustia? ¿Qué puede querer un padre más que la vida de su hijo?

El Padre y el Hijo no pueden tener más que un solo e idéntico deseo: que el Hijo viva, que en él se cumpla la plenitud de la Vida, la plenitud de la capacidad generativa. Entonces, el objetivo es la vida, no la muerte, igual que no es el sacrificio.

Pero la plenitud de la vida –la vida generativa para siempre, la vida que ya no muere–, solo es la vida resucitada. Y la Resurrección del Hijo solamente es posible porque antes ha muerto. Es por la acogida voluntaria del paso por el dolor y la muerte como el Hijo conoce la plenitud de una vida para siempre e inagotablemente fecunda: eso que es el deseo más profundo de su corazón, el pleno cumplimiento de su vocación, pero que también representa el deseo más profundo del corazón del Padre para Él.

Es este un gran misterio, un desafío muy elevado al corazón y a la inteligencia.

No obstante, me gustaría intentar humildemente extraer de este paso, tan excepcional por la situación que propone, tan dramático y difícil de comprender, algunas indicaciones sobre el camino de la paternidad. No pretenden ser indicaciones para las situaciones más concretas y dramáticas, sino solo algo que nos ayude a leer y a interpretar el papel de padres en la cotidianidad de las cosas pequeñas. Y para encontrar esas indicaciones, antes tenemos que preguntarnos: ¿qué deseamos de verdad para nuestros hijos?

¿Somos capaces de pensar que, por encima de todo, querríamos ver en qué desemboca su capacidad de engendrar?

Me parece que este paso tan dramático de la relación entre el Padre y el Hijo nos invita a mirar la vida de nuestros hijos con una lógica superior a la contingencia y el corto plazo, la de la pura respuesta a sus necesidades. Nos invita a pensar más a lo grande, a imaginar cómo les podemos ayudar a hacerse más fuertes, responsables de sí mismos, capaces de ampliar su mirada y de desear una vida rica de significado.

Apuntes de una historia:

Los padres de Jacobo vienen muy preocupados por él. El chico, de 17 años, se ha metido en problemas con un acto grave de bullying grupal en el instituto; corre el riesgo de recibir una denuncia y los padres se preguntan qué hacer. Desde hace ya dos años, Jacobo frecuenta a un grupo de amigos transgresores, pero sus padres han cerrado los ojos, entre otras cosas, porque todos los chicos son hijos de conocidos, gente de bien, de su entorno. Y luego estaba el hecho de que, por fin, Jacobo tenía amigos: el descubrimiento de una diabetes juvenil, la dependencia de la insulina, las restricciones alimenticias... todas estas cosas le habían llevado a aislarse, cada vez más. Por eso, les alegró ver que por fin salía, que volvía a vivir. Hace seis meses, se había producido un episodio similar, aunque menos grave, pero el padre consiguió resolverlo rápidamente y sin consecuencias, gracias a sus contactos. Ahora la madre insiste en hacer lo mismo, pero el padre tiene dudas: puede que ya sea hora de que Jacobo haga frente a sus responsabilidades...

Hace falta un poco de valor para no seguir el instinto de proteger siempre a nuestros hijos. Ese instinto nos llevaría a quitarles cualquier malestar, cualquier encuentro con la experiencia del esfuerzo y del dolor.

Si aplicamos esto a la vida cotidiana, hace falta decisión para decir a un niño cosas como «camina un poco más, antes de que te coja en brazos»; «espera a que lleguemos a casa para beber»; «ahora no compramos este juego que tanto te gusta, esperamos a tu cumpleaños»; «puedes jugar con el iPad solo veinte minutos antes de la cena». Hace falta decisión porque el niño, si no hacemos enseguida lo que quiere, se va a enfadar, se pondrá caprichoso y tendremos que hacer el esfuerzo de aguantarle paciente y amorosamente. Hay que tener las ideas claras también para no tomarla con la maestra o con el profesor que (puede que injustamente) han valorado insuficientemente al hijo, o no han tenido en cuenta los atenuantes con los que podrían ser más benévolos; hace falta valor para decir al hijo: tienes razón, esta valoración es demasiado severa, pero no es un drama, estas cosas pueden pasar.

Los profesores cuentan que muchas veces se sienten atacados por padres que les piden más benevolencia, más comprensión hacia su hijo: porque está en una época mala, porque ha estado enfermo, porque no soporta una carga de trabajo tan estresante.

A todos nos cuesta mucho soportar que nuestros hijos se enfrenten a momentos y situaciones de frustración; nos resulta difícil no intervenir para resolver las cuestiones en su lugar. Entre otras cosas, sabemos que no nos entenderán, que pueden tomarla con nosotros, porque desde que eran muy pequeños hemos pensado que nuestro deber era librarles de cualquier obstáculo y dificultad. Por eso esperan que sigamos actuando de la misma manera.

Pero, de este modo, les quitamos la oportunidad de entrenarse poco a poco en la capacidad de afrontar los obstáculos que no van a poder evitar siempre, a lo largo de la vida. Impedimos que entiendan que cada acción tiene sus consecuencias, y que deben aprender a hacerse cargo de ellas.

Esta dificultad es más acentuada en las madres, porque en el código materno prima la protección. Para las madres, ahorrar al hijo la experiencia del dolor es una especie de imperativo categórico inconsciente, al que les es difícil sustraerse.

El código paterno tiene otro lenguaje, y es necesario que los padres aprendan a atenderlo: un lenguaje que invita a enseñar a los hijos que las dificultades existen, y que no debemos desanimarnos, que hay que disfrutar de las victorias pero también aceptar las derrotas; que cualquier acción que hagamos lleva consigo sus consecuencias y que tenemos que aprender a asumir la responsabilidad sobre ellas. El código paterno reclama dejar espacio al hijo para que aprenda a base de prueba y error, y que se entrene sin rendirse, para alcanzar sus objetivos.

La mayor distancia afectiva y relacional entre el padre y el hijo, a la que he hecho referencia ya varias veces, hace al padre más inmune a la presión de las necesidades del hijo, y le da la posibilidad de mantenerse más lúcido en la valoración de esas cosas que le pueden ayudar de verdad a crecer, aunque a veces esto pueda incluir momentos de frustración.

El código del padre es el de la autonomía y de la responsabilidad, a la que también se llega por medio de la experiencia de que no se pueden o deben satisfacer todas las necesidades, porque solo cuando aprendemos a ejercer el control sobre nosotros mismos llegamos a ser libres para elegir; solo si aprendemos a esperar y a elegir tendremos acceso al deseo.

Esta es una enseñanza muy valiosa que empieza lejos, que necesita desarrollarse de forma gradual y con paciencia, y que ocurre por medio de cosas pequeñas. Pero exige que los padres sean los primeros en estar convencidos de que la búsqueda del bienestar y de la satisfacción personal no puede ser un objetivo suficiente, y no constituye el fin último de una vida con significado. La meta es lo que da sentido a la elección del recorrido, y justifica los sacrificios que puedan ser necesarios para alcanzarla.

La riqueza, la salud, el éxito son buenos, pero insuficientes. Todas esas cosas que recibimos no son para acumularlas, sino para gastarlas, multiplicarlas, hacer que den fruto y transmitirlas. Solo una vida fecunda es verdaderamente satisfactoria, una vida que enriquece al mundo y que merece la pena vivir. En definitiva, solo quien es fecundo tiene la experiencia de una vida feliz.

Pero, en primer lugar, es necesario entender mejor el significado de la fecundidad, más allá de lo que pueda parecer a una mirada superficial.

Apuntes de una historia:

Claudia tiene un padre "importante": empresario de éxito, con carácter decidido, comprometido en el terreno político y cultural. Ha superado los noventa años, y se está muriendo. Sus dos hijos se disputan su última palabra, su última respiración. Le miran como niños que se van a quedar huérfanos. Este hombre que parecía haber construido tantas cosas no deja casi nada tras de sí. La energía desbordante que le caracterizaba no tiene continuidad, ninguno de sus dos hijos va a sacar adelante esas cosas que para él eran importantes, ninguno va a tomar el testigo para hacerlo suyo. Claudia se ha casado, pero no ha tenido hijos; durante todos estos años ha apoyado la actividad de su padre, ejecutando su voluntad y sus indicaciones sin poder emprender nunca iniciativas personales. Marco está solo, ha elegido una profesión de perfil bajo y no se ha sentido capaz de hacerse cargo de la actividad de su padre. La vida de este hombre, en apariencia tan abundante de vida y de experiencia, se cierra con él.

Un hombre potente, fuerte, inteligente, no es necesariamente por ello un hombre fecundo.

En realidad, ser fecundo supone la consciencia de que lo que cuenta de verdad no somos nosotros, con nuestros resultados personales, sino la capacidad que tenemos de apasionarnos con la vida y de transmitir esta pasión.

La persona fecunda no afirma el éxito sobre sí, sino que gusta el placer de negociar con los talentos que tiene. Si es un padre, encuentra placer al ver que sus hijos también saben apasionarse y que son capaces de gastarse, porque percibe que la vida tiene que seguir generando otra vida, continuamente.

El "don más importante del padre" consiste en transmitir esta pasión: el padre fecundo abre a los hijos el deseo de engendrar a su vez otros hijos, o ideas, o proyectos, y les transmite a la vez la confianza en que van a saber sacarlos adelante. El hijo que recibe este don tiene una vivencia de sí mismo positiva, cree en su propia posibilidad de contribuir a construir el futuro; desea invertir sus energías en la vida, para enriquecer al mundo con su aportación.

Pero, para transmitir este don, hay que hacer frente a la idea de que nuestra vida no va a durar para siempre, y afrontar poco a poco al tema de la finitud y de la muerte. No vamos a poder controlar esas cosas que nos pertenecen, y negar esta realidad no nos ayuda. La negación de la muerte impide aceptar las propias limitaciones, insertarse en el transcurso del tiempo, y aprender a ponerse un poco de lado para dejar espacio a las nuevas generaciones; como el padre de Claudia, quien trata de negar su propia mortalidad se aferra a los bienes que posee, a proyectos que irremediablemente va a tener que abandonar, y así termina por ser estéril.

Por eso, es importante aceptar nuestra mortalidad. Nos permite dar su justo peso a la aportación que podemos dar a la vida, e invertir no solo en el presente, sino también en el futuro que representan los hijos; nos permite apoyarles en su esfuerzo de novedad, para que saquen adelante nuevos sueños, que son fruto de su pensamiento y de su imaginación. Este modo de vivir, que acepta la muerte, es un gran regalo a los hijos, un ejemplo muy valioso y raro.

Un padre que deja a sus hijos esta herencia no debe tener miedo a que su destino sea quedarse al margen, porque este modo suyo de ser padre hasta el fin es lo que abre mejor el camino al reconocimiento: el don más valioso que se recibe de unos hijos amados.

APÉNDICE 1
LOS ROSTROS DEL PADRE

José: el padre

En un librito titulado *Retrato del celebrado* (*Identikit del festeggiato*, Elledici 1999), el cardenal Giacomo Biffi nos acompaña en la búsqueda del rostro humano de Cristo. Una de las cosas que afirma es el punto de partida de esta reflexión. Dice el cardenal: «Todas las páginas del Evangelio conspiran para decirnos que el corazón y el sentido de la vida interior de Jesús es su fortísimo "sentido del Padre"». Y añade: «Pero nadie en Israel ha hecho nunca de la paternidad de Dios una experiencia lúcida, conmovida, apremiante, comparable a la de Jesús. El recuerdo cálido y afectuoso del Padre marca cada discurso suyo, cada acto suyo, cada hora».

Pero Jesús, por lo que se refiere a su humanidad, ha sido educado en el concepto del Padre por la figura tan humana de José, y por la pareja tan humana de sus padres, inmerso como ha estado en la cotidianidad de su relación familiar: de su amor, de su fe. Sin duda, es ahí donde ha absorbido esa calidad especial de afecto a la que se refiere el cardenal. Un afecto en el que la imagen del Padre se une y se funde con la imagen de un papá presente a diario, con afecto y respeto, en el cumplimiento de una misión educativa realmente especial.

Es conmovedor pensar que Jesús, el Hijo unigénito de Dios Padre, ha sido confiado a un padre humano hasta llegar a ser adulto, y que a ese padre se le ha dado la misión de enseñarle y transmitirle todo lo que los padres deben transmitir y enseñar a sus hijos. El carácter y la humanidad de Jesús se han formado con la colaboración decisiva de un padre totalmente humano, y José ha sido, sin duda, un buen padre, porque es algo que se refleja en las buenas cualidades humanas y de carácter de su Hijo tan especial.

En este tiempo de paternidades desvaídas, confusas, muchas veces descoloridas, me pregunto si vamos a poder recuperar el camino adecuado, también reflexionando sobre este padre en concreto: humano como nosotros, vulnerable igual que nosotros; como nosotros a veces incapaz de entender y, de todas formas, tan eficaz.

Para llevar a cabo esta reflexión, sin pretender hacer una exégesis, me propongo seguir algunas de las posibles lecturas de las escasas indicaciones que nos transmite el texto evangélico: pocos puntos esenciales, tan esenciales como es el papel del padre en la vida de los hijos.

Padre en la cadena de las generaciones

Tanto en el relato de Mateo como en el de Lucas, para calificar a José se nos dicen dos cosas importantes desde el principio: su posición de prometido y su pertenencia a la estirpe de David, en cuanto hijo de David. Por eso, resulta claro que a José se le llama para que acoja la paternidad desde su propia condición de hijo, dentro de la sucesión de las generaciones.

Me parece que este es un punto importante. La conciencia de nacer en una cadena de generaciones y como fruto de una historia parece haber perdido actualmente buena parte de su valor. El hijo se vive cada vez más como un derecho y una posesión, a la que se puede acceder incluso individualmente y con independencia de los vínculos y de la fuerza que estos tengan.

De hecho, se puede, y hay gente que lo quiere, convertirse en padre o madre fuera de una relación matrimonial, sea como soltero o en una pareja homosexual, gracias a la compra de semen o de óvulos que no tienen nombre ni historia. La pertenencia a una familia, fuertemente subrayada por el hecho de ser portadores del apellido del padre —algo que no es solo simbólico—, ha dejado de tener un significado positivo, hasta el punto de que es cuestionado desde varias instancias, como algo injusto.

No obstante, la fuerza del vínculo con el padre se encuentra exactamente en su decisión de situar al hijo dentro de una historia. Si el vínculo entre madre e hijo es directo —porque depende solamente del hecho de haber engendrado—, el vínculo con el padre es indirecto, requiere un reconocimiento específico, también en el aspecto legal. Reconocer a un hijo y darle el propio apellido es la expresión indispensable de una voluntad concreta de acogida, y también el signo de una asunción de responsabilidad. Esta tiene su expresión necesaria y concreta en la asunción del cuidado, en mantener y proteger al recién nacido, pero también lleva consigo obligaciones hereditarias, unidas a la transmisión del patrimonio familiar. Por eso, es un acto voluntario por el que nos obligamos a transmitir todo lo que nos pertenece, como un don a otro, por el hecho de haberle engendrado. Es la apertura gratuita de un crédito, sitúa al padre bajo el signo de la generosidad y del don.

Si el hombre-padre es consciente de esto, se le abre una gran oportunidad, que es la de aprender a reconocer todo lo que ha recibido gratuitamente, a su vez: la vida como don, la existencia del propio padre como don, independientemente de las características objetivamente buenas o malas que haya experimentado en su relación con él.

Por eso, el convertirse en padre tendría que enfrentar al hombre son su propia condición de hijo: la paternidad construye un nuevo anillo en la cadena de las generaciones e invita a abrirse al tema del reconocimiento.

Padre por medio de la mujer

«Para convertirse en padre es necesario que haya una mujer que acoja, custodie y traiga al mundo una nueva vida; [...] se llega a ser padre gracias a una mujer, y no puede ser de otro modo» (F. Belletti, *Essere padri*, S. Paolo 2003).

Incluso en unos tiempos en que se intenta independizar el nacimiento de un hijo de la relación de amor entre un hombre y una mujer, el hombre no puede convertirse en padre si no hay una mujer que acoja al hijo, sea cual sea el modo en el que se haya producido la fecundación. Por eso, si quiere llegar a ser padre, el hombre depende totalmente de la mujer e incluso en las circunstancias más normales tiene que confiarse a ella, a su palabra, a su consentimiento. Fecundar a una mujer no es suficiente para llegar a ser padre, porque la mujer tiene que aceptar al hijo, y si no lo hace puede privar al hombre de la paternidad, incluso sin que él mismo lo sepa.

De este modo, siempre es necesario hacer un acto de confianza. Además, y desde siempre, se pide al padre que se fíe de la mujer que declara su paternidad, porque el vínculo entre el sexo y el hijo es muy débil, puesto que hay una distancia grande entre el acto de amor y el hijo anunciado. Esta confianza del hombre en la mujer y la confianza recíproca de ella constituye el acto de amor que es fundamento de la paternidad de ambos. Pero, al mismo tiempo, esa distancia que separa al padre del hijo pone al hombre ante el desafío decisivo de la paternidad: la no pertenencia y la alteridad radical del propio hijo.

Creo que meditar sobre la posición especial de José puede ayudar a los padres a comprender mejor el doble desafío que les concierne. Por un lado, el del vínculo con la mujer que les hace padres, por otro el de la alteridad de sus propios hijos. De hecho, si pensamos en José, estas cuestiones adquieren una densidad especial en su caso: en su historia también desaparece ese vínculo tan débil que une el hijo al padre por medio del cuerpo de la mujer, por lo que tanto el tema de la confianza como el de la distancia con el hijo se convierten en desafíos vertiginosos, casi insostenibles. José tiene que hacer frente a una paternidad en la que desaparece incluso la aportación de un amor encarnado, y en el que acepta convertirse en padre solamente a través de la confianza en la palabra de María. Al mismo tiempo, la paternidad que se le pide tiene la forma de acogida de Alguien que le ha sido confiado por lo alto y, por eso, no puede tener designios o proyectos personales hacia él, sino solamente una actitud de acogida, cuidado y don. La posición del padre como padre de acogida, que señala José, en realidad es la que todo padre tendría que conseguir madurar: acoger al hijo, promover su crecimiento, pero seguir siendo capaz de no invadir con sus proyectos y expectativas personales lo que ese hijo lleva consigo de inédito.

Padre en la pareja

«José […] hizo como el Ángel del Señor le había mandado, y tomó consigo a su mujer» (*Mt* 1, 24).

Ya desde estas primeras palabras resulta claro que cuando Jesús nace no es acogido principalmente, ni solo, por su madre, sino por una pareja plenamente constituida.

El sí de José al Hijo y a su Madre es tan importante como el sí de María. Jesús es acogido por un hombre y una mujer que se aman y que se fían plenamente. Creo que nunca reflexionaremos bastante sobre el amor tan grande que José ha dado a María, un amor que se expresa en el respeto y en el reconocimiento totales del proyecto en el que está involucrada y que es tan misterioso e incomprensible. En su relación, hay un gran concepto de libertad: un amor que consiste en la conciencia de que cada uno está pensado para un proyecto, para un designio, y que encuentra su bien en llevarlo a cumplimiento. Amar al otro significa, entonces, poner en el centro de la vida el cumplimiento del proyecto, sin enjaularlo; significa desear que en su vida se configure la plenitud del ser según su propio designio. Significa desear que el otro pueda realizar su propia vocación. Me parece que José ha demostrado especialmente cómo es la calidad de este amor.

Este amor solo puede tener su origen en una decisión y en una elección conscientes, que no se pueden dar por descontadas. Es seguro que José tenía que estar enamorado de María, pero la noticia de su inesperado y misterioso embarazo le presenta un escenario humanamente incomprensible, y le obliga a preguntarse en profundidad sobre la confianza y sobre el amor por ella. El paso evangélico afirma que «consideraba él estas cosas» (*Mt* 1, 20). Estas breves palabras encierran todo el desafío que José se encuentra por delante.

José nos enseña que no es suficiente con estar enamorados; el otro no deja de ser una persona misteriosa, imprevisible muchas veces, con proyectos de vida propios. Por eso, es necesario que lleguemos a ser capaces de pasar a un nivel distinto de la relación, a veces aceptando que no podemos entender del todo.

Padre en la normalidad

Siempre me ha impresionado mucho que José haya recibido en el sueño todas las indicaciones para actuar: el carácter extraordinario del anuncio no se le presenta al modo de una aparición milagrosa. María recibe la visita de un Arcángel, los pastores ven «una multitud del ejército celestial» e incluso Zacarías conoce el embarazo de Isabel por el anuncio de un ángel. En cambio, a José no le conforta ninguna certeza deslumbrante. Tiene la palabra de los demás: de María, de los pastores, de los Magos, de Simeón y de Ana. Y tiene como guía sus sueños, que son la puerta de comunicación con el mundo interior.

Pienso que este hecho hace que José sea especialmente cercano para quienes tenemos que entender el designio de Dios sobre nuestra vida sin poder apoyarnos en apariciones de ángeles. Se nos pide, igual que al él, que lleguemos a ser capaces de dar significado a todo lo que nos sucede, meditándolo en la profundidad de nuestros corazones como expresiones de Su voz.

En esto, José es un gran maestro. Muestra estar bien en contacto con la profundidad de su *yo*, abierto y vinculado al misterio (a los sueños) y sabe reconocer su tarea en el desarrollo concreto de los acontecimientos, ya sea en los de la historia personal (la relación con María, el nacimiento del Niño), o en los de la historia social y política de su tiempo (la huida a Egipto, el refugio en Nazaret).

José pregunta a los acontecimientos a la luz de la oración, escucha su voz interior, confía en Dios, decide. Muestra una gran libertad interior, que le da la capacidad de tomar distancia de los lugares, el trabajo o los vínculos. Una vez ha tomado una decisión la lleva a término, porque está convencido de que quien toma sus decisiones después de haber reflexionado en la presencia del Señor no tiene por qué temer demasiado al error, y debe vivir con paz en el corazón. Dios mismo proveerá, para llevar cada cosa a un buen fin, y se va a encargar de mandar ulteriores signos cuando sea necesario.

José se encuentra con una voz interior que le dice «Levántate» y que parece sugerir «ponte en pie, pórtate como un hombre». Se porta como un hombre cuando toma consigo a su esposa, o cuando se levanta por la noche para huir y proteger a la madre y al niño, asumiendo la responsabilidad sobre esta decisión que aparentemente es precipitada. Pero demuestra ser un hombre, y no un soñador ingenuo, también cuando tiene la capacidad de ser prudente y estar atento a los acontecimientos. Se dice, en efecto, que «al oír que Arquelao reinaba en Judea en lugar de su padre Herodes, temió ir allá» (*Mt* 2, 22). El miedo de José da muestra de su humanidad y, en cuanto tal, nos da seguridad y nos acompaña.

Padre e hijo: la dificultad para entenderse

Entre el nacimiento y la vida adulta de Jesús, los Evangelios solo recogen un episodio: el de la desaparición en Jerusalén.

Es el relato de una grave incomprensión entre los padres y el hijo, una incomprensión que no queda sanada por un final feliz, sino que se queda abierta al modo de una herida que deja interrogantes dolorosos.

Jesús tiene doce años, una edad que en su cultura marca el paso del mundo infantil al mundo adulto. La decisión de contarnos este episodio único y de un modo tan concreto nos permite entrever que contiene indicaciones muy valiosas para nosotros también, cuando nos encontramos con la dificultad para lidiar con el desafío más difícil para un padre: la que supone el crecimiento de nuestros hijos en la adolescencia.

La adolescencia siempre llega de repente y marca una discontinuidad en las relaciones, porque a partir de ese niño que creemos conocer bien está a punto de nacer una persona inédita y, de algún modo, siempre imprevisible. El hijo adolescente toma sus distancias de nosotros y nos marca de modo inequívoco un cambio de posición. La complicidad y la confidencia dejan su puesto a la defensa, a veces hasta agresiva, de los propios secretos.

Entre los padres y los hijos surge la dolorosa dificultad para entenderse. Es dolorosa, sobre todo, para el padre, que sufre al verse de repente marginado del mundo de su hijo.

De esto nos habla el episodio evangélico. El relato parece decirnos que hemos de hacer frente a la manifestación de una distancia inesperada. Es lo que indica la angustiosa búsqueda de tres días, el miedo a que el hijo se haya perdido, a que le haya pasado algo malo, a que no sepa arreglárselas. María y José buscan a su niño, pero el niño se ha perdido de pronto y para siempre, y en su lugar encuentran a un chico que casi es un extraño. De aquí nace la incredulidad dolorosa que expresa María: «¿Por qué nos has hecho esto?» (*Lc* 2, 48). Podría parecer que María piensa: «Entonces no se ha perdido, no nos ha echado de menos, no nos necesitaba. Se ha alejado a propósito y sin pensar siquiera que nos iba a doler. Ha seguido otros caminos, otros sueños, otros pensamientos que no son los nuestros. No le importamos…». El niño se ha perdido para siempre: no se alivia al verles, y hasta parece que le molesta: «¿Por qué me buscabais?» (*Lc* 2, 49).

El adolescente hace lo que entiende que debe hacer, busca su camino, el que le tiene que llevar lejos. Ya no quiere acomodarse a nuestros sueños o deseos, como deseaba el niño, sino que quiere descubrir en su interior sus propios sueños y deseos, que están protegidos de nuestra invasión, también cuando esta es involuntaria o de buena fe, también cuando lo que se propone es protegerle y ayudarle.

«¿No sabíais que es necesario que yo esté en las cosas de mi Padre?» (*Lc* 2, 49) dice Jesús. Estas palabras suenan extremadamente duras para un padre o madre. Cada vez que las oigo, necesariamente me identifico con José, padre terreno y amoroso de este Hijo tan especial. ¿No ha sido Jesús demasiado duro con él? ¿Por qué le ha alejado de esta manera?

Entonces pienso en todos los padres de todos los adolescentes. Jesús no habla solo a José, sino que nos habla a todos nosotros, como si se hiciera intérprete de todos los hijos que tienen que crecer. Nos recuerda que no nos pertenecen, que solo nos han sido confiados, que no podemos marcar ni decidir su camino porque en primer lugar son hijos del Padre.

El relato no es una invitación a la rebelión frente al padre terreno. De hecho, vemos que Jesús sigue a sus padres a Nazaret y «les estaba sujeto» (*Lc* 2, 51) mientras crecía en sabiduría, edad y gracia. En cambio, se trata de una invitación decidida a no olvidar la alteridad radical de nuestros hijos. La dureza de Jesús sirve para reforzar este mensaje, porque el Señor sabe bien que en cada historia se repite invariablemente este desafío, como si fuera la primera vez.

José, que ha conocido antes de nosotros la dificultad y el dolor que provoca esta consciencia, nos invita a acoger serenamente el crecimiento de nuestros hijos: podemos estar seguros de que no nos va a negar la ayuda que le pidamos.

APÉNDICE 2
LA PARÁBOLA DEL PADRE MISERICORDIOSO

EN ABRIL DE 2010, Cesare Cavalleri escribió en *Studi Cattolici* un amable e interesante artículo titulado *Atenuantes para el hijo no pródigo* (n. 590, pp. 256-257). La parábola evangélica es muy conocida, y se puede interpretar y profundizar en ella desde innumerables puntos de vista. Por eso, dejando aparte cualquier pretensión de hacer una exégesis bíblica (algo que, por lo demás, estaba claramente en las intenciones de Cavalleri), quiero seguir la jugada y continuar esa interpretación, introduciendo en el juego el punto de vista psicológico, que además es el que más me compete.

Cavalleri ha decidido aliarse con el hijo mayor, y ha hecho una defensa acérrima de él que saca a la luz las faltas del padre en relación con este chico fiel.

Por eso, desde el punto de vista psicológico, puedo afirmar que las razones que esgrime Cavalleri son convincentes: el padre de la parábola puede parecer realmente poco capaz de expresar el cariño que tiene a su hijo primogénito, y de lograr que se sienta visto y querido con total seguridad. Resulta coherente pensar que esta falta desempeña un papel importante en la dificultad que tiene el joven para mostrarse generoso cuando regresa su hermano.

Pero quiero enfocar el tema desde otro punto de vista, para profundizar más en el complicado movimiento psicológico que se desvela en la parte final de la parábola. Me refiero al momento en que se mencionan las reacciones del hijo mayor a la acogida extraordinaria que el padre reserva al hijo menor, ese que, después de haber desperdiciado de mala manera sus bienes, vuelve a casa por interés, y no movido por un arrepentimiento bien madurado.

Tal vez valga la pena recordar una vez más las palabras del hermano mayor: «Se indignó y no quería entrar, pero su padre salió a convencerle. Él replicó a su padre: "Mira cuántos años hace que te sirvo sin desobedecer ninguna orden tuya, y nunca me has dado ni un cabrito para divertirme con mis amigos. Pero en cuanto ha venido ese hijo tuyo que devoró tu fortuna con meretrices, has hecho matar para él el ternero cebado"» (*Lc* 15, 28-30).

Estas líneas, que se presentan con la sencillez de una narración, ponen de manifiesto una profunda agudeza psicológica. En ellas, si tratamos de imaginar la escena, podemos percibir muy bien la indignación dolorosa de este hijo y nos damos cuenta de que está profundamente herido. El joven no puede participar en la alegría familiar por su hermano, porque le invade un sentimiento de injusticia, que casi le arrastra y le lleva a pronunciar palabras impetuosas, en las que se hace palpable su amargura.

¿Pero de dónde nace esta indignación? ¿Por qué es tan intensa, y por qué, además, nos implica y nos interroga? ¿Por qué pensamos que se trata de una figura antipática, pero a la vez percibimos que no nos es para nada extraña sino que, al contrario, resuena en nuestro interior y nos pertenece de alguna manera?

Quienes tienen que comentar este texto, por lo general identifican que la raíz de esta reacción tan indignada y dolorosa del hermano mayor se encuentra en el sentimiento de envidia. Pero en realidad es un movimiento afectivo cuya comprensión no tiene nada de banal. Es un sentimiento que suele ser poco conocido, que nos despierta antipatía y que nos gusta pensar como extraño a nuestro modo de sentir y de relacionarnos con los demás. También es algo mucho más nuestro de lo que pensamos: un sentimiento que no siempre se presenta de modo evidente, y que puede ser destructivo para quien lo siente, antes que para quien sufre sus consecuencias.

Tal vez la dificultad también nace del hecho de que la envidia se cuenta entre los pecados capitales, lo cual traslada nuestra atención al plano moral, ya antes de que podamos interpretarla desde el punto de vista de nuestras capacidades psíquicas.

¿Qué es la envidia, y qué significa desde el punto de vista psicológico?

La envidia se define como «un sentimiento de lamento cansado que surge cuando se va o se tiene noticia del bien, el éxito o la fortuna de otros» (E. De Felice-A. Duro, *Dizionario della lingua italiana*). Por tanto, el motor de este sentimiento es la comparación con el otro, que nos parece más feliz o afortunado que nosotros.

Como en todo lo que tiene su origen en una comparación, no se puede entender el sentimiento de envidia si no se tienen en cuenta las distintas polaridades, y si no se analiza atentamente cada una de ellas. Así, por una parte, tenemos que considerar nuestra forma de interpretar lo que le pasa al otro (y que tiene que ser, precisamente, algo que valoramos como bueno y deseable); por otra parte, está nuestro modo de entender nuestra posición personal en el mismo momento (una posición que nos parece, de alguna forma, insuficiente, fallida, poco deseable en relación con lo que el otro es o posee). A falta de uno de estos dos polos no se produce la envidia, y esto es lo que nos permite, muchas veces, tener relaciones serenas y libres con personas más afortunadas que nosotros, sin sufrir necesariamente la envidia hacia ellas.

Dada esta premisa, entonces ¿cómo podemos interpretar la reacción del hijo mayor? Hemos de pensar que este joven se encuentra ante una dificultad relacionada con los dos polos del problema, por lo que puede ser útil analizar ambos con más detenimiento.

Empecemos por el primero. Lo primero que hemos afirmado es que el movimiento de envidia surge por considerar que el otro es una persona afortunada. Detrás de la protesta vehemente que explota de repente en los labios del primogénito parece adivinarse una lectura concreta de la historia de su hermano. El abandono de la casa paterna, su diversión despreocupada, ajena a cualquier sentido de responsabilidad y quizá, sobre todo, su capacidad de "librarse del padre" sin el menor sentimiento de culpa, parecen haber desencadenado una duda secreta en él: tal vez su hermano es, en realidad, más libre que él, porque es capaz de ponerse a sí mismo y lo que considera su proyecto en el centro de sus decisiones, sin dejarse detener por rémoras o remordimientos inútiles.

Con su decisión, su hermano ha matado simbólicamente a su padre, que es lo que señala la petición de la herencia. Pero la muerte simbólica del padre también es un paso decisivo en el normal crecimiento psicológico. En efecto, para llegar a ser adultos es necesario ir más allá de los propios padres y de su autoridad, y soportar las decepciones que les provocamos algunas veces, porque es el modo de llegar a engendrarnos a nosotros mismos y construir una imagen y un proyecto personal propios. Hace falta superar el proyecto infantil, que se ha construido a la sombra de los proyectos e imaginaciones que los padres han tenido sobre nosotros, o de modelos que nosotros mismos hayamos construido, pero con el deseo de que estén contentos y de obtener de ellos aprobación y reconocimiento de nuestro valor. Para el niño es muy importante sentirse a la altura de sus expectativas y no decepcionarles. De hecho, construye los fundamentos de la confianza en sí mismo a partir de la estima que le reconocen las personas adultas.

En cambio, el gran reto del crecimiento consiste en integrar poco a poco las pulsiones y los sentimientos sin ahogarlos, haciendo propios los valores y las reglas que transmiten los adultos, pero no por complacerles, sino como una progresiva conquista personal.

De todas formas, puede ocurrir que prevalezca el deseo de complacer. Entonces, se establece una adhesión servicial a un proyecto que no es nuestro (o quizá aún no es nuestro) que, por lo general, tiene una naturaleza inconsciente y que suele ir acompañada por la necesidad de tener bajo control todo eso que nos pueda conducir a otro punto, sobre todo cualquier movimiento interior que nos parezca "malo", inadecuado, o merecedor de desaprobación.

Cuando esto pasa, se estructuran personalidades que parecen bien adaptadas, equilibradas, muchas veces agradables; pero que de algún modo son frágiles, porque no han logrado superar un proceso de auténtica apropiación de los valores y del estilo de vida que siguen. A veces son personas demasiado rígidas consigo mismas y con los demás, porque invierten una gran cantidad de energías psíquicas en controlar su pulsión poco integrada. También es frecuente que sean personas sometidas a sentimientos de vergüenza ante la necesidad de reconocer sus vulnerabilidades o errores, porque muchas veces tienden a interpretarlas como verdaderas culpas morales.

El hijo mayor parece pertenecer a esta tipología psicológica. Siempre se ha portado bien, pero tal vez lo ha hecho de una forma complaciente, para ajustarse a los deseos y proyectos de su padre, o mejor: a lo que él imaginaba como deseos y proyectos de su padre para él. Nunca ha desobedecido a su padre y siempre le ha servido; pero el modo en que explota, su protesta parece captar que, en su opinión, este obedecer y servir, para él, han sido años marcados por el sacrificio más que por una auténtica libertad.

Este hijo fiel no ha logrado llevar hasta el fondo el proceso de su identificación, y su historia nos plantea una pregunta difícil: ¿puede producirse este proceso en el interior de una relación buena? ¿Puede realizarse sin un desgarro y sin necesidad de infringir la ley del padre?

Por ahora, vamos a dejar la pregunta en suspenso, para tratar de afrontar el segundo polo del problema. Hemos afirmado, en efecto, que la envidia tiene su origen, entre otras cosas, en el modo en que cada uno entiende su condición presente, es decir, del grado de satisfacción o insatisfacción profunda que siente hacia lo que hace o lo que posee, pero sobre todo hacia lo que es. Cuando una persona se siente bien arraigada en su centro de gravedad y percibe su vida como rica de significado y dotada de sentido, es mucho menos vulnerable a los sentimientos de envidia.

Desde este punto de vista, el hermano mayor se encuentra en una posición favorable: en la casa de su padre, goza de todas las comodidades y, en cuanto hijo, sin duda cuenta también con el respeto de los siervos y conocidos; el texto permite intuir que no le faltan amigos y que, probablemente, el trabajo que desempeña en servicio de su padre no es gravoso ni desagradable.

A pesar de ello, descubrimos que este joven parece no haber entendido en absoluto la entidad de su fortuna, es evidente que la da por descontada y que, en cierto sentido, casi la sufre, como si su condición hubiera supuesto para él una especie de obligación que soportar, más que una magnífica oportunidad que se le presenta. Recrimina a su padre, diciendo: «Nunca me has dado ni un cabrito para divertirme con mis amigos» (*Lc* 15, 29). Al escuchar esta exclamación percibimos inmediatamente una voz casi de niño, de un niño bueno y amargamente decepcionado.

Sobre la base de estas consideraciones, podemos tratar de escuchar de forma renovada también las palabras del padre cuando exclama: «Hijo, tú siempre estás conmigo, y todo lo mío es tuyo» (*Lc* 15, 31). Con esta exclamación, el padre parece casi asombrado, como si solo entonces se diera cuenta de que el hijo no ha entendido lo esencial: es que el padre ya le ha dado acceso, hace tiempo, a la herencia, y que le considera adulto y capaz de gozar libremente de ella, como de algo suyo; no se reserva nada para él solo, no es celoso, no le trata ni como a un subordinado ni como a un niño, sino que, al contrario, le atribuye una dignidad igual, se fía de él y con eso da por descontado el hecho de que el hijo, ya adulto, puede disponer libremente de cualquier bien, y disfrutar con sus amigos sin necesidad de su permiso...

El padre posee muchos bienes, y solo desea que su hijo disfrute de ellos totalmente y con libertad. Pero el hijo todavía cree que su padre quiere que le pida permiso, o que exige la obediencia como condición para recibir sus dones. El padre quiere que el hijo se sienta igual que él, propietario, custodio y corresponsable de las grandes riquezas que posee; pero el hijo se sigue considerando a sí mismo como un asalariado, que obedece a órdenes, tal vez justas, pero que no comparte con su padre la administración apasionada de sus bienes.

Tal vez podemos concluir que el hijo mayor tiene envidia porque, en el fondo, no está contento consigo mismo ni con su condición, y que esto ocurre porque, en su posición todavía infantil, no siente como verdaderamente suyos los bienes de su padre. Por eso nunca se ha esforzado en poner en juego su creatividad. Simplemente ejecuta y espera, mientras envidia secretamente a su hermano más joven que, aparentemente, en su desorden, ha tenido el valor de emprender iniciativas personales, aunque equivocadas.

Me parece muy oportuno reproducir en este punto una cita del psicoanalista D. Donald Winnicott, quien afirma: «La percepción creativa, más que cualquier otra cosa, es la que logra que el individuo tenga la impresión de que vale la pena vivir la vida. En contraste con ella, existe un tipo de relación con la realidad que es de conformidad, por el cual el mundo y sus detalles solo se reconocen como algo en lo que tenemos que insertarnos, o que requiere adaptación» (*Gioco e realtà*, Armando editore, Roma 1974, cit. p. 119).

La precepción creativa está unida a nuestra capacidad de enriquecer al mundo exterior con las energías que proceden de nuestro mundo interior. Entre ellas, se encuentran nuestras pulsiones y emociones, que son importantes por igual, ya sean en su origen positivas o negativas, porque nunca constituyen en sí mismas un peligro. Al contrario, son una gran riqueza que tenemos que aceptar, conocer y hacer fructificar.

Entre estas emociones se cuenta esa por la que, en el proceso de crecimiento, deseamos liberarnos del padre para llegar a ser nosotros.

Volvamos ahora a la pregunta: ¿el proceso de crecimiento se puede producir en el seno de una buena relación? ¿Puede tener lugar sin un desgarro y sin necesidad de infringir la ley del padre? La parábola nos muestra con claridad dos dificultades distintas. Por un lado, está el hijo menor que, movido por el orgullo, quiere hacer todo por sí mismo e interpreta su crecimiento como un rechazo y una contraposición a su padre; considera que es su derecho tener posesión de su patrimonio, y lo reclama con arrogancia («Padre, dame la parte de patrimonio que me corresponde»). Es un hijo que usa de lo que ha recibido sin haber entendido su valor y sin ningún reconocimiento, porque le empuja el pensamiento de que tiene derecho a gozar intensamente de la vida a su manera, lejos de las reglas de la casa de su padre, y que el ejercicio de este derecho es un signo de crecimiento y de libertad. Una parte de nosotros simpatiza con él: ¿no nos parece a veces, también a nosotros, que tendríamos que seguir con mayor libertad nuestro instinto, nuestros impulsos, para gozar de la vida, sin dejarnos embridar por los condicionamientos educativos?

Por otro lado, está el hijo mayor, que se queda con su padre, lo sirve, observa sus leyes; pero este hijo no parece estar contento de verdad, como si su permanencia con el padre fuera más una adaptación que una elección. También simpatizamos con él: ¿acaso no somos buenos, a veces, más por temor que por verdadera elección?

Pero cuando lo pensamos con más atención, caemos en la cuenta de que el problema depende totalmente del modo en que los dos hijos entienden su relación con el padre, de lo que imaginan de él, y que a lo largo del relato se muestra como una lectura completamente equivocada.

No podemos saber con certeza (porque el texto no lo menciona explícitamente) si la dificultad también se debe a la poca capacidad del padre para hacerse entender, como sostiene Cavalleri. Lo único cierto es que ninguno de los hijos le entiende y que ambos le perciben como un obstáculo a su plena realización y a su plena libertad, aunque lo hacen de modos contrarios.

Lo que se deduce claramente del relato es que los dos hijos se han hecho una idea equivocada de su padre. Por ejemplo, el segundo hijo vuelve a casa preparando para sí una larga justificación, seguro de que, como mucho y si todo va bien, su padre le podrá readmitir en posición de siervo. Ni remotamente puede imaginar hasta qué punto su padre ha querido siempre su libertad, y la magnitud de su amor y de su paciencia. Por eso, está muy lejos de esperar la acogida que, en cambio, va a recibir.

Por otra parte, y como ya he mencionado antes, el hijo mayor, aunque siempre ha vivido con su padre, tampoco parece conocerlo ni entender sus intenciones, y siempre ha considerado que él ha sacrificado su libertad para que esté contento. Tampoco él, entonces, ha entendido lo importante que es para el padre la libertad de sus hijos, que la puerta siempre ha estado abierta, y hasta qué punto el padre tiene el deseo de ver a sus hijos gozar en plenitud de los dones que les están preparados.

Así que podemos decir, quizá, que la parábola, con sus distintos niveles de lectura, nos propone también lo siguiente: tenemos un Padre que da la máxima importancia a nuestra libertad y a nuestra plena realización, pero es frecuente que nos cueste darnos cuenta de verdad.

Nuestra parte más infantil proyecta sobre Él el concepto de un padre a medida humana, al que imaginamos del modo en que un niño es capaz de imaginar o conocer a un padre, al que al mismo tiempo teme. Así que somos nosotros los que nos imaginamos a un Dios que nos aprisiona en su proyecto y que ha construido un sistema de reglas pensadas a propósito para controlarnos. Seguimos siendo nosotros los que imaginamos que, para llegar a ser realmente nosotros mismos, tenemos que encontrar una forma de escapar del padre y de sus reglas. Y volvemos a ser nosotros los que nos adaptamos a estas reglas y procuramos ser buenos para no disgustar al padre y sentirnos orgullosos de nosotros mismos.

Como ya decía Freud, un paso fundamental para llegar a ser adultos es aprender a perdonar a los propios padres. Por eso, la conclusión es semejante en cualquiera de las posibles interpretaciones de la parábola: si ha faltado el padre, los hijos tendrán que aprender a perdonarlo dejando atrás el pasado. En cambio, cuando el padre no ha faltado, pero los hijos le han proyectado según el código infantil, van a tener que aprender a entenderle y a aceptar sus razones.

Es esta la interpretación que se debe hacer si sustituimos al padre por el Padre. En el campo de la fe, hacerse adulto es también liberarse de las imágenes que proyectamos sobre Dios-Padre a partir de nuestras experiencias humanas, frágiles, como hijos, para entender por fin que no existe ninguna contraposición entre nuestros buenos proyectos sobre nosotros mismos y los proyectos del Padre, que realmente nos ha creado para que podamos elegir libremente la felicidad.

ESTE LIBRO, PUBLICADO POR
EDICIONES RIALP, S. A.,
MANUEL URIBE 13-15, 28033 MADRID,
SE TERMINÓ DE IMPRIMIR EN
ANZOS, S. L., FUENLABRADA (MADRID),
EL DÍA 9 DE ENERO DE 2024.